La enfermera

en Urología

LA GUÍA COMPLETA

ALEXANDRE CAREWELL

Índice

« En Urología, nuestra misión va más allá del simple tratamiento de órganos; devolvemos la calidad de vida y la dignidad a los pacientes. »

Capítulo 1

INTRODUCCIÓN A LA UROLOGÍA

Definición e importancia de la urología

La urología, del griego "ouron" que significa orina y "logos" que significa estudio, es la especialidad médica dedicada al estudio, diagnóstico y tratamiento de las enfermedades que afectan al tracto urinario de hombres y mujeres, así como al aparato reproductor masculino. Este campo abarca órganos tan variados como los riñones, los uréteres, la vejiga y la uretra, así como la próstata, los testículos y el pene en los hombres.

Más allá de esta definición puramente anatómica, la urología tiene una gran importancia en el panorama médico. En primer lugar, muchas patologías urológicas son comunes y pueden afectar a personas de todas las edades, desde las infecciones comunes del tracto urinario en las mujeres hasta la hipertrofia prostática en los hombres mayores. Su prevalencia convierte a la urología en un pilar de la medicina contemporánea.

En segundo lugar, la urología se encuentra en la encrucijada entre la medicina y la cirugía. Un urólogo es a menudo médico, cirujano y a veces incluso oncólogo, para tratar cánceres urológicos como el de próstata. Esta versatilidad hace de la urología una disciplina exigente pero extremadamente gratificante, que ofrece una visión holística del paciente.

En tercer lugar, la dimensión preventiva es fundamental para la urología. La educación sobre prácticas de vida sanas, la prevención de las infecciones del tracto urinario y el cribado de los cánceres urológicos son aspectos cruciales de la prevención para mantener una población sana.

Por último, es fundamental subrayar la importancia psicológica y social de la urología. Muchos trastornos urológicos, ya sean funcionales como la incontinencia u orgánicos como el cáncer, tienen un profundo impacto en la calidad de vida, la dignidad y la autoestima de los pacientes. Por lo tanto, el papel del urólogo, y por extensión el de la enfermera de urología, va mucho más allá de la mera prestación de cuidados médicos; se extiende a la atención integral del paciente, escuchando sus preocupaciones y proporcionándole apoyo durante todo el proceso asistencial.

Debido a su complejidad e importancia, la urología es un campo fascinante y en constante evolución, que requiere no sólo excelentes conocimientos técnicos y teóricos, sino también una gran dosis de humanidad y empatía para proporcionar la mejor atención posible a los pacientes.

Historia y desarrollo de la urología

La historia de la urología es tan antigua como la de la propia medicina. Desde las civilizaciones antiguas hasta nuestros días, la urología ha sido siempre un campo de interés para los profesionales, que ha evolucionado en consonancia con los avances científicos, tecnológicos y sociales.

Los primeros indicios de procedimientos urológicos se remontan al antiguo Egipto, donde papiros como el de Ebers, que data del 1600 a.C., mencionan tratamientos para los trastornos urinarios. Las civilizaciones griega y romana también hicieron su aportación, con figuras emblemáticas como Hipócrates que sentaron las bases éticas de la práctica médica.

En la Edad Media, con la decadencia del Imperio Romano, se perdieron en Europa muchos conocimientos médicos, pero se conservaron y desarrollaron en el mundo islámico.

Médicos como Avicena escribieron tratados médicos que trataban las patologías urológicas.

El Renacimiento supuso un renacimiento del interés por la ciencia y la medicina en Europa. La anatomía se convirtió en un importante tema de estudio y se llevaron a cabo disecciones humanas que sentaron las bases para una mejor comprensión de la fisiología humana. Esto allanó el camino para los avances quirúrgicos en urología.

Sin embargo, fue realmente en el siglo XIX, con la llegada de la asepsia y la anestesia, cuando la urología despegó como especialidad por derecho propio. Los cirujanos empezaron a realizar intervenciones más complejas con mayores tasas de éxito.

El siglo XX fue testigo de una explosión de innovaciones en urología. La llegada de la cistoscopia, que permitió examinar el interior de la vejiga, marcó un importante punto de inflexión. Más tarde, con el desarrollo de la tecnología, la litotricia extracorpórea revolucionó el tratamiento de los cálculos renales, haciendo innecesarias muchas cirugías invasivas. La llegada de la robótica a la cirugía urológica, en particular con el sistema da Vinci, ha hecho posibles intervenciones más precisas y menos invasivas.

Junto a los avances tecnológicos, se ha producido una creciente concienciación sobre la importancia del aspecto psicosocial de la atención urológica. Se ha reconocido el impacto de la enfermedad urológica en la calidad de vida y se ha adoptado un enfoque más holístico del tratamiento de los pacientes.

Hoy en día, la urología es una especialidad rica y diversa que evoluciona constantemente. Incorpora innovaciones tecnológicas, sin dejar de estar profundamente arraigada en su herencia histórica, siempre con un objetivo fundamental: mejorar la calidad de vida de los pacientes.

Patologías comunes tratados en urología

La urología abarca un amplio y diverso espectro de enfermedades, desde simples infecciones hasta afecciones malignas que requieren intervenciones complejas. Estas afecciones afectan tanto a hombres como a mujeres y afectan a pacientes de todas las edades. He aquí una exploración en profundidad de algunas de estas afecciones comunes.

1. Infecciones del tracto urinario (ITU): Estas infecciones pueden afectar a cualquier parte del sistema urinario, desde los riñones (pielonefritis) hasta la vejiga (cistitis) o la uretra (uretritis). Son especialmente frecuentes en las mujeres, aunque también pueden afectar a los hombres. Los síntomas habituales son dolor o ardor al orinar, micción frecuente y, a veces, sangre en la orina.

2. Hiperplasia benigna de próstata (HBP): Esta afección, exclusiva de los hombres, se caracteriza por un aumento no canceroso del tamaño de la próstata. Puede provocar síntomas como dificultad para orinar, micción frecuente e incluso retención aguda de orina.

3. Cálculos renales: Estas formaciones sólidas, que se desarrollan en los riñones, pueden desplazarse por el tracto urinario, provocando un dolor intenso. Suelen estar asociados a factores dietéticos y metabólicos.

4. Cánceres urológicos: Existen varios tipos de cáncer en esta categoría, como el cáncer de próstata, el cáncer de vejiga, el cáncer de riñón y el cáncer testicular. Cada tipo tiene sus propios síntomas, factores de riesgo y protocolos de tratamiento.

5. Incontinencia urinaria: Esta pérdida involuntaria de orina puede deberse a muchos factores, como el estrés, una enfermedad subyacente o una intervención quirúrgica previa. Puede tener un gran impacto en la calidad de vida del paciente.

6. Trastornos de la función sexual: En urología se suelen tratar problemas como la disfunción eréctil, la eyaculación precoz y el priapismo (erección prolongada y dolorosa).

7. Infecciones genitales: Incluye afecciones como la orquitis (inflamación de los testículos), la epididimitis (inflamación del epidídimo) o las infecciones de transmisión sexual que afectan al sistema urogenital.

8. Malformaciones congénitas: Afecciones como la hipospadias (en la que la abertura de la uretra se sitúa bajo el pene) o las malformaciones renales pueden requerir tratamiento urológico desde el nacimiento.

9. Traumatismos en el aparato urogenital: Los accidentes, las lesiones deportivas u otras formas de traumatismo pueden causar daños en los riñones, la vejiga, la uretra o los genitales, haciendo necesaria la cirugía urológica.

Cada una de estas afecciones requiere un enfoque diagnóstico, un tratamiento clínico y, a menudo, un tratamiento quirúrgico específicos. La urología, como especialidad, está bien equipada para tratar estas afecciones, centrándose en mejorar la calidad de vida del paciente y resolver los síntomas.

La importancia de la enfermera de urología

En el corazón del sistema sanitario, las enfermeras desempeñan un papel fundamental en el itinerario terapéutico del paciente de urología. Mucho más que una simple ejecutora de tareas clínicas, la enfermera de urología es el eslabón esencial en la continuidad de los cuidados, el bienestar del paciente y la eficacia del tratamiento. Exploremos la importancia de esta profesión en el campo de la urología.

1. Experiencia clínica: Las enfermeras de urología conocen en profundidad las patologías urológicas, las técnicas de diagnóstico, los tratamientos y los protocolos postoperatorios. Ya sea asistiendo en la cirugía, proporcionando cuidados postoperatorios o administrando fármacos específicos, su experiencia garantiza unos cuidados seguros y eficaces.

2. Comunicación con el paciente: La enfermera suele ser el primer punto de contacto con el paciente. Elaboran el historial médico, explican los procedimientos y tranquilizan al paciente. La capacidad de la enfermera para comunicarse eficazmente, escuchar y comprender las preocupaciones del paciente es esencial para establecer una relación de confianza.

3. Educación del paciente : Las enfermeras desempeñan un papel crucial a la hora de educar a los pacientes sobre su enfermedad, los tratamientos disponibles, la prevención de infecciones y los hábitos de vida. Esta educación es fundamental para que los pacientes puedan hacerse cargo de su propia salud.

4. Enlace entre el paciente y el equipo médico: Las enfermeras suelen ser el enlace entre el paciente y el equipo médico. Se aseguran de que la información fluya correctamente entre las distintas partes implicadas, garantizando una atención coordinada e integral.

5. Apoyo emocional: Ante un diagnóstico urológico, los pacientes pueden sentirse ansiosos, temerosos o inseguros. La enfermera ofrece apoyo emocional y un oído comprensivo, y puede remitir al paciente a otros profesionales si es necesario.

6. Gestión de emergencias: En el campo de la urología, ciertas situaciones pueden convertirse rápidamente en críticas, como una retención urinaria aguda o una hemorragia postoperatoria. Las enfermeras están formadas para reaccionar rápida y eficazmente ante estas situaciones, tomando las medidas adecuadas o alertando al médico responsable.

7. Investigación y desarrollo : Muchas enfermeras también participan en la investigación clínica, ayudando a desarrollar prácticas, descubrir nuevos tratamientos o mejorar los protocolos existentes.

8. Ética y deontología: Las enfermeras de urología, al igual que las de otras especialidades, se guían por sólidos principios éticos que garantizan el respeto, la dignidad y la autonomía de los pacientes en todas las etapas de sus cuidados.

En resumen, la enfermera de urología es un pilar central del sistema sanitario. Combinan competencias técnicas, sensibilidad humana y experiencia clínica para garantizar una atención óptima a los pacientes de urología. Su presencia y actuación son esenciales para el éxito de los tratamientos y el bienestar de los pacientes.

Capítulo 2

LOS FUNDAMENTOS DE LA ANATOMÍA Y FISIOLOGÍA

El sistema urinario : Anatomía detallada

El sistema urinario, también conocido como tracto urinario, desempeña un papel esencial en el equilibrio homeostático del organismo. Se encarga de filtrar la sangre, excretar los productos de desecho metabólicos y regular los niveles de electrolitos y líquidos. Adentrémonos en el complejo mundo de este aparato para comprender su anatomía en detalle.

1. Riñones :
   * **Localización y forma:** Los riñones son dos órganos en forma de judía situados a ambos lados de la columna vertebral, justo debajo de la caja torácica. Son de color marrón rojizo.
   * **Estructura externa:** Cada riñón está envuelto en una cápsula fibrosa. En su borde medial, una estructura cóncava llamada hilio permite la entrada y salida de los vasos sanguíneos, los nervios y el uréter.
   * **Estructura interna:** Internamente, el riñón se divide en dos regiones principales: la corteza, la parte externa, y la médula, la parte interna. La médula está formada por pirámides renales cuyas puntas, llamadas papilas, apuntan hacia la pelvis renal.

2. Los uréteres :
   * **Descripción:** Son dos tubos musculares de unos 25 a 30 cm de longitud. Transportan la orina de los riñones a la vejiga mediante contracciones peristálticas.
   * **Anatomía:** Los uréteres atraviesan la pared posterior de la vejiga. Su entrada oblicua en la vejiga impide que la orina retroceda hacia los riñones cuando la vejiga se contrae.

3. La vejiga :
  * **Localización:** La vejiga es un órgano muscular situado en la pelvis, justo detrás del hueso púbico.
  * **Estructura: Está formado** por varias capas, la más interna de las cuales es la mucosa urotelial. Es capaz de distenderse para almacenar orina y contraerse para excretarla.
  * **Trígono vesical: Es** una zona triangular situada entre los orificios de los dos uréteres y la uretra. Desempeña un papel crucial en el flujo de la orina.

4. La uretra :
  * **Descripción:** Es el conducto que transporta la orina desde la vejiga hasta el exterior del cuerpo.
  * **Diferencias entre hombres y mujeres:** En las mujeres, la uretra mide unos 4 cm y se abre justo delante de la vagina. En los hombres, es mucho más larga, mide unos 20 cm y transporta tanto la orina como el esperma. Atraviesa la próstata y después el pene.

5. Organismos auxiliares :
  * **La próstata (hombres):** Situada debajo de la vejiga, rodea la uretra. Produce un líquido que nutre y protege los espermatozoides.
  * **Glándulas suprarrenales:** Aunque no están directamente relacionadas con la producción de orina, estas glándulas endocrinas situadas encima de los riñones desempeñan un papel en la regulación de la tensión arterial y el volumen de orina producido.

Principales funciones del sistema urinario :
  * **Filtración de la sangre:** Los riñones filtran unos 180 litros de plasma al día, eliminando los residuos y reteniendo al mismo tiempo los nutrientes y electrolitos esenciales.

- **Regulación del equilibrio de líquidos:** Los riñones ajustan el volumen de orina producida para mantener el equilibrio de líquidos del organismo.
- **Regulación del equilibrio electrolítico:** Mantienen concentraciones adecuadas de iones como el sodio, el potasio y el calcio.
- **Regulación del pH sanguíneo:** Al excretar iones de hidrógeno y retener iones de bicarbonato, los riñones contribuyen a regular el pH sanguíneo.

El aparato urinario es un conjunto de órganos interconectados que trabajan juntos para eliminar los desechos del cuerpo, al tiempo que regulan diversas funciones fisiológicas esenciales. Comprender su anatomía y funcionamiento es esencial para cualquier persona que trabaje en el campo de la medicina, especialmente en urología.

Fisiología renal y vías urinarias

La fisiología de los riñones y del tracto urinario es la base de la homeostasis corporal. Garantiza la filtración continua de la sangre, elimina los desechos y regula el volumen y la composición de los fluidos corporales, al tiempo que mantiene el equilibrio ácido-base. Echemos un vistazo más de cerca a este fascinante proceso.

1. La nefrona: la unidad funcional del riñón
Cada riñón contiene alrededor de un millón de nefronas, las estructuras microscópicas que filtran la sangre.
- **El corpúsculo renal: Está formado** por la cápsula de Bowman y los glomérulos. La sangre entra en el glomérulo por la arteriola aferente y sale por la arteriola eferente. El filtrado glomerular pasa de estos capilares al espacio capsular de Bowman.

- **Los túbulos renales:** Tras el corpúsculo renal, el filtrado pasa por el túbulo contorneado proximal, el asa de Henle (con sus segmentos descendente y ascendente), el túbulo contorneado distal y, por último, el túbulo colector.

2. Formación de la orina: tres etapas esenciales

- **Filtración glomerular: La** sangre a presión se filtra en los glomérulos. El líquido filtrado, llamado filtrado glomerular, contiene solutos útiles y productos de desecho.
- **Reabsorción tubular:** En los túbulos renales, la mayoría de los solutos útiles, como la glucosa, los iones y el agua, son reabsorbidos y devueltos al torrente sanguíneo.
- **Secreción tubular:** Ciertos solutos, como los iones de hidrógeno, el potasio y ciertos fármacos, se secretan activamente desde los capilares peritubulares hacia los túbulos.

3. Concentración y dilución de la orina

- **Equilibrio osmótico:** El asa de Henlé desempeña un papel crucial en la concentración de orina. El segmento descendente es permeable al agua pero no a los solutos, mientras que el segmento ascendente es impermeable al agua.
- **Regulación hormonal: La** producción de orina está finamente regulada por hormonas como la aldosterona, la hormona antidiurética (ADH) y la hormona atrionatriurética (ANP).

4. Transporte y almacenamiento de la orina

- **Los uréteres:** Mediante el peristaltismo, transportan la orina de los riñones a la vejiga.
- **La vejiga:** Es un depósito muscular donde se almacena la orina hasta la micción. Los receptores de la pared de la vejiga envían una señal al cerebro

cuando la vejiga está llena, lo que desencadena la necesidad de orinar.

- **La uretra**: Evacúa la orina del cuerpo. En los hombres, pasa a través de la próstata, y su mecanismo de cierre es esencial para evitar la incontinencia.

5. Regulación del equilibrio ácido-base y electrolítico

Los riñones mantienen el equilibrio electrolítico (sodio, potasio, calcio, fosfato) y el equilibrio ácido-base. Reabsorben o secretan electrolitos en función de las necesidades del organismo. Por ejemplo, el hidrógeno se secreta para regular el pH, mientras que el bicarbonato se reabsorbe o secreta según las necesidades.

La fisiología de los riñones y las vías urinarias es un sistema elegante y altamente regulado que responde continuamente a las necesidades del organismo. Conocerla a fondo es esencial para cualquiera que desee especializarse en urología o nefrología, ya que es la base de muchas intervenciones y tratamientos médicos.

Anomalías y disfunciones comunes

El sistema urinario, aunque robusto, está sujeto a diversas anomalías y disfunciones. Éstas pueden ser el resultado de factores genéticos, ambientales, infecciosos o de otras enfermedades. Echemos un vistazo más de cerca a algunas de las anomalías y disfunciones más comunes.

1. Infecciones del tracto urinario (ITU) :
- **Cistitis:** Inflamación de la vejiga, normalmente causada por una infección bacteriana. Los síntomas incluyen dolor al orinar, micción frecuente y, a veces, sangre en la orina.
- **Pielonefritis:** Infección renal que puede producirse cuando las bacterias migran del tracto urinario inferior

26

a los riñones. Puede causar fiebre, dolor de espalda y náuseas.

2. Litiasis urinaria (cálculos renales) :
Masas sólidas de cristales minerales que se desarrollan en el interior de los riñones. Pueden causar un dolor intenso al desplazarse por el uréter.

3. Incontinencia urinaria :
Pérdida involuntaria de orina. Existen varios tipos, como la incontinencia de esfuerzo, la incontinencia de urgencia y la incontinencia por rebosamiento.

4. Hiperplasia prostática benigna (HPB) :
Se produce en los hombres mayores cuando la próstata, una glándula situada alrededor de la uretra, empieza a agrandarse y a comprimir la uretra, causando problemas al orinar.

5. Insuficiencia renal :
- **Aguda:** Pérdida repentina de la función renal, a menudo reversible. Puede estar causada por un traumatismo, una infección o ciertos medicamentos.
- **Crónica:** Pérdida progresiva de la función renal a lo largo de varios meses o años. Suele estar vinculada a enfermedades crónicas como la diabetes o la hipertensión.

6. Malformaciones congénitas :
- **Riñón en herradura:** Afección en la que los dos riñones están fusionados en la base.
- **Displasia renal:** Cuando los riñones no se desarrollan correctamente en el útero.

7. Tumores y cánceres :
- **Carcinoma de células transicionales:** el cáncer de vejiga más frecuente.

- **Carcinoma de células renales:** el cáncer de riñón más frecuente.

8. Obstrucción de las vías urinarias :
Pueden estar causadas por tumores, cálculos renales u otras estructuras anormales que impiden el flujo normal de orina.

9. Estrechamiento de la uretra (estenosis) :
El estrechamiento anormal de la uretra puede interferir en la micción, por lo que a menudo es necesaria una intervención quirúrgica.

10. Enfermedad renal poliquística :
Enfermedad genética en la que se forman numerosos quistes en los riñones que acaban provocando insuficiencia renal.
Estas anomalías y disfunciones representan sólo una muestra de las muchas afecciones que pueden afectar al aparato urinario. Para los profesionales sanitarios especializados en urología, un conocimiento profundo de estas afecciones, así como de sus síntomas, diagnóstico y tratamiento, es esencial para proporcionar una atención óptima a sus pacientes.

Capítulo 3

HERRAMIENTAS Y EQUIPOS ESPECÍFICOS PARA UROLOGÍA

Sondas urinarias :
Tipos, indicaciones y técnicas

El sondaje urinario es un procedimiento habitual en urología, por el que se introduce un tubo, llamado sonda, en la vejiga para drenar la orina. Este procedimiento se lleva a cabo por diversas razones médicas. Veamos los distintos tipos de sonda, sus indicaciones y las técnicas asociadas.

1. Tipos de sonda urinaria :
   - **Sonda permanente (sonda de Foley): Se trata de una** sonda flexible de látex o silicona con un globo en el extremo que, al inflarse, mantiene la sonda en su sitio en la vejiga.
   - **Sonda intermitente:** Sonda diseñada para introducirse en la vejiga en momentos concretos para vaciar la orina y luego retirarse. Suelen utilizarla las personas con trastornos neurológicos.
   - **Sonda suprapúbica:** se inserta quirúrgicamente a través de la pared abdominal, directamente por encima de la sínfisis púbica, hasta la vejiga.
   - **Catéter autorretentivo:** Diseñado para pacientes que pueden introducir y retirar el catéter ellos mismos a intervalos regulares.
2. Indicaciones para el sondaje urinario :
   - **Retención urinaria:** Incapacidad para vaciar la vejiga espontáneamente.
   - **Cirugía:** Cuando se requiera una monitorización precisa de la diuresis.
   - **Traumatismo u obstrucción:** Cuando la uretra está bloqueada o dañada.
   - **Medidas diagnósticas:** Obtener una muestra de orina estéril o medir la capacidad de la vejiga.
   - **Parálisis:** Para pacientes que no pueden controlar o sentir su vejiga.

3. Técnicas de cateterismo :
- **Preparación:** **Se** limpia la zona genital con una solución antiséptica y se utilizan guantes estériles para minimizar el riesgo de infección.
- **Lubricación:** El catéter se lubrica para facilitar la inserción y minimizar el traumatismo.
- **Inserción masculina:** El pene se mantiene en ángulo recto con el cuerpo y la sonda se introduce suavemente en la uretra hasta que la orina empiece a fluir, y después un poco más para asegurarse de que la punta está bien sujeta en la vejiga.
- **Inserción en la mujer: Se** separan los labios para visualizar el orificio uretral. A continuación se introduce suavemente la sonda.
- **Globo:** En el caso de las sondas permanentes, una vez dentro de la vejiga, el globo se infla con una solución estéril para mantener la sonda en su sitio.
- **Extracción:** Para extraer un catéter permanente, primero se desinfla el globo y luego se retira el catéter con suavidad.

Es esencial que los profesionales sanitarios estén formados en las técnicas y prácticas correctas del sondaje urinario para minimizar los riesgos asociados, como las infecciones del tracto urinario. La comunicación con el paciente también es crucial para garantizar su comodidad y comprensión durante todo el procedimiento.

Cistoscopios y sus aplicaciones

La cistoscopia es un procedimiento urológico esencial que permite examinar el interior de la vejiga y la uretra mediante un instrumento denominado cistoscopio. Estos valiosos instrumentos han permitido mejorar el diagnóstico y el tratamiento de diversas patologías urológicas.

1. Cistoscopios: Introducción

Un cistoscopio es un tubo fino, flexible o rígido, provisto de lentes y a menudo con una cámara en miniatura en el extremo. Permite al médico obtener una visión directa del interior de la uretra y la vejiga.

2. Tipos de cistoscopios :

- **Cistoscopio rígido:** Se utiliza principalmente para procedimientos quirúrgicos como la resección de tumores de vejiga o la fragmentación de cálculos.
- **Cistoscopio flexible:** Más cómodo para los pacientes, se utiliza principalmente para exámenes diagnósticos, ya que puede doblarse para seguir la anatomía del tracto urinario.

3. Aplicaciones del cistoscopio :

- Diagnóstico :
  - **Hematuria:** Cuando hay sangre en la orina, una cistoscopia puede ayudar a identificar su origen.
  - **Infecciones recurrentes:** Encontrar las causas anatómicas de las infecciones urinarias frecuentes.
  - **Sospecha de anomalías:** Pólipos, tumores, cálculos o divertículos de la vejiga.
  - **Evaluación postoperatoria:** Para controlar la evolución tras determinadas operaciones.

- Intervenciones terapéuticas :
  - **Resección tumoral:** Para extirpar tumores de la vejiga.
  - **Tratamiento de cálculos:** Para romper o eliminar los cálculos de la vejiga.
  - **Dilatación de la uretra:** En casos de estenosis o estrechamiento uretral.
  - **Botox en la vejiga:** Para tratar afecciones como la vejiga hiperactiva.

- **Instalación de fármacos:** Introducción de fármacos directamente en la vejiga, como en el tratamiento del cáncer superficial de vejiga.
- Orientación :
    - **Colocación de endoprótesis:** Para facilitar el flujo de orina entre el riñón y la vejiga en caso de obstrucción.
    - **Biopsias :** Muestras de tejido tomadas para análisis histológico.

4. El procedimiento :
Antes de introducir el cistoscopio, se limpia la zona genital y a menudo se aplica una solución anestésica en la uretra. A continuación se introduce con cuidado el cistoscopio en la uretra y se avanza hasta la vejiga. Si es necesario, se introduce agua o una solución salina estéril para inflar la vejiga y proporcionar una mejor visibilidad.

5. Después de la cistoscopia :
Es habitual sentir una ligera sensación de ardor al orinar o ver una pequeña cantidad de sangre en la orina después del procedimiento. Sin embargo, si estos síntomas persisten o van acompañados de signos de infección, es esencial consultar a un médico.
En resumen, los cistoscopios son herramientas de incalculable valor en el mundo de la urología, ya que combinan capacidades diagnósticas y terapéuticas y permiten un tratamiento más preciso y menos invasivo de numerosas patologías.

Herramientas de cirugía urológica

La cirugía urológica ha progresado considerablemente en los últimos años, en gran parte gracias a los avances tecnológicos en los instrumentos utilizados. Estas herramientas no sólo han hecho que los procedimientos sean más precisos, sino también menos invasivos para el paciente. Echemos un vistazo a algunos de los instrumentos y equipos más utilizados en cirugía urológica.

1. Endoscopios :
   - **Cistoscopio:** Como ya se ha mencionado, se utiliza para visualizar el interior de la vejiga.
   - **Ureteroscopio:** Para examinar la uretra y los uréteres. Disponible en versiones rígida y flexible, se utiliza a menudo para tratar los cálculos renales.
   - **Renoscopio:** Instrumento diseñado para visualizar la pelvis renal.
2. Herramientas de fragmentación :
   - **Litotriptor:** Dispositivo que utiliza ondas de choque para descomponer los cálculos en fragmentos más pequeños.
   - **Láser de holmio:** Se utiliza para romper los cálculos urinarios mediante una energía láser precisa.
3. Sistemas de extracción :
   - **Pinzas:** Herramientas de diferentes tamaños y formas para agarrar y extraer cálculos.
   - **Cestas:** Dispositivos en forma de red utilizados para capturar y extraer fragmentos de piedra.
4. Instrumentos de resección :
   - **Resectoscopio:** Instrumento utilizado para extirpar tejido, como en la resección de tumores de próstata o vejiga.
5. Instrumental para cirugía laparoscópica :
   - **Trocar:** tubo utilizado como punto de entrada para los instrumentos laparoscópicos.
   - **Cámara laparoscópica:** Proporciona una visión detallada de la zona quirúrgica.
   - **Tijeras, pinzas y dispositivos de coagulación:** especialmente diseñados para la cirugía laparoscópica.

6. Robótica quirúrgica :
- **Sistema quirúrgico Da Vinci:** Sistema robótico que permite realizar operaciones ultraprecisas y menos invasivas. El cirujano controla el robot a distancia, lo que puede reducir el temblor y aumentar la precisión.

7. Instrumentos diversos :
- **Velas:** Se utilizan para dilatar la uretra.
- **Agujas y suturas:** Para cerrar incisiones o suturas internas.
- **Catéteres y drenajes:** Para evacuar líquidos u orina después de una operación.

8. Dispositivos de coagulación y hemostasia :
- **Electrocauterización:** Utiliza una carga eléctrica para coagular la sangre.
- **Láser :** Puede utilizarse para coagular pequeños vasos sanguíneos.

Es esencial que los cirujanos urológicos estén formados no sólo en el uso de estos instrumentos, sino también en su mantenimiento y esterilización para garantizar la seguridad del paciente. El dominio de estas herramientas, en particular de las últimas tecnologías como la cirugía robótica, puede mejorar enormemente los resultados de los pacientes y reducir las complicaciones postoperatorias.

Capítulo 4

CUIDADOS RUTINARIOS DE ENFERMERÍA EN UROLOGÍA

Atención al paciente con retención urinaria

La retención urinaria es una afección caracterizada por la incapacidad de una persona para vaciar completamente la vejiga. Puede ser aguda, repentina y dolorosa, o crónica, de larga duración y a menudo indolora. El papel de la enfermera en el tratamiento de estos pacientes es crucial para garantizar una intervención rápida, aliviar el dolor y prevenir posibles complicaciones.

1. Evaluación inicial :
   * **Interrogatorio:** La enfermera elabora el historial médico, los síntomas asociados y la duración de la retención.
   * **Exploración física:** Evaluación de la distensión abdominal y palpación de la parte inferior del abdomen para detectar una vejiga distendida.
2. Acción inmediata :
   * **Sondaje: La** inserción de una sonda para drenar la orina suele ser el primer paso para aliviar al paciente. La elección de la sonda depende de la causa subyacente y del paciente.
   * **Medición del volumen residual: Una vez** realizado el sondaje, es esencial medir la cantidad de orina evacuada para evaluar la gravedad de la retención.
3. Buscar la causa subyacente :
   * **Examen médico:** Puede ser necesario realizar más pruebas, como una ecografía o una cistoscopia, para identificar la causa.
   * **Historial médico: La** retención urinaria puede estar causada por determinadas afecciones, medicamentos o intervenciones quirúrgicas previas.
4. Tratamiento y seguimiento :
   * **Medicación:** Ciertos medicamentos pueden ayudar a reducir el tamaño de la próstata o a relajar los músculos de la vejiga, facilitando la micción.

- **Autocateterismo:** En algunos casos, se puede entrenar a los pacientes para que se catetericen ellos mismos en casa.
- **Apoyo emocional: La** retención urinaria puede ser estresante para los pacientes. La escucha atenta y el apoyo psicológico son esenciales.
- **Educación del paciente:** Los pacientes deben estar informados de los riesgos y signos de complicaciones, como las infecciones, y saber cuándo buscar ayuda médica.

5. Prevención de complicaciones :
- **Higiene:** Garantice una técnica aséptica durante el cateterismo para reducir el riesgo de infección.
- **Control regular:** Los pacientes con riesgo de retención crónica deben ser controlados regularmente para detectar y tratar cualquier complicación en una fase temprana.
- **Educación sobre los factores desencadenantes:** Ciertos medicamentos o hábitos pueden exacerbar la retención urinaria. Las enfermeras deben educar a los pacientes sobre estos factores.

El tratamiento de la retención urinaria es un aspecto esencial de los cuidados urológicos. La capacidad de la enfermera para intervenir con rapidez, proporcionar cuidados competentes y apoyar emocionalmente al paciente puede mejorar en gran medida el pronóstico de éste.

Cuidados postoperatorios después de la cirugía urológica

Las operaciones urológicas son habituales y, como en cualquier cirugía, los cuidados postoperatorios son esenciales para garantizar una recuperación óptima del paciente y la prevención de complicaciones. Las enfermeras desempeñan un papel fundamental en esta fase de los cuidados.

1. Seguimiento inicial :
   - **Signos vitales:** Control regular de la tensión arterial, el pulso, la temperatura y la frecuencia respiratoria para detectar cualquier signo anormal.
   - **Drenaje:** Control del color, la claridad y el volumen de la orina drenada a través del catéter o de cualquier otro drenaje.
   - **Dolor:** Evaluación regular y administración de analgésicos según sea necesario.
2. Manejo de drenajes y catéteres :
   - **Mantenimiento:** Mantener limpio el lugar de inserción para evitar infecciones.
   - **Retirada:** Retire el catéter o el drenaje de acuerdo con las instrucciones médicas, a menudo tras comprobar que el paciente puede miccionar con normalidad.
3. Movilización :
   - **Fomentar la movilidad:** Dependiendo del procedimiento, suele ser beneficioso animar al paciente a caminar o moverse para evitar el estancamiento venoso y las complicaciones pulmonares.
   - **Ejercicios respiratorios:** Pueden ayudar a prevenir complicaciones pulmonares tras la anestesia.
4. Hidratación y nutrición :
   - **Fomente la hidratación:** Una buena hidratación puede ayudar a prevenir las infecciones del tracto urinario y favorecer la curación.
   - **Reanudación de la alimentación:** Reintroducción gradual de los alimentos según la tolerancia del paciente.
5. Prevención de infecciones :
   - **Técnicas asépticas:** Utilice técnicas adecuadas al cambiar apósitos o manipular catéteres.

- **Educación del paciente:** Informe al paciente de los signos de infección a los que debe estar atento y de la importancia de la limpieza personal.

6. Tratamiento del dolor :
   - **Medicación:** Administración regular de analgésicos según sea necesario.
   - **Métodos no farmacológicos:** Técnicas de relajación, masajes o aplicación de calor/frío, según proceda.

7. Educación para el regreso a casa :
   - **Instrucciones específicas:** Proporcione instrucciones claras sobre el cuidado de las heridas, la medicación, la actividad física y la dieta.
   - **Signos de alarma:** Eduque al paciente sobre los signos y síntomas que requieren atención médica inmediata, como fiebre, hemorragia excesiva o dolor agudo.
   - **Seguimiento médico:** Destaque la importancia de las visitas postoperatorias para garantizar una cicatrización adecuada.

8. Apoyo emocional :
   - **Escuchar:** Incluso una cirugía menor puede ser estresante. Ofrezca escucha empática y apoyo emocional.
   - **Derivación:** Si es necesario, derive al paciente a recursos psicológicos o grupos de apoyo.

El periodo postoperatorio es crucial para el bienestar del paciente. La experiencia, la atención y la dedicación de la enfermera son esenciales para garantizar una recuperación sin problemas y minimizar el riesgo de complicaciones. Los cuidados integrales abarcan los aspectos físicos, emocionales y educativos de la atención al paciente.

Control de las infecciones urinarias y sus complicaciones

Las infecciones del tracto urinario (ITU) se encuentran entre las infecciones más comunes en medicina. Pueden ir desde una simple cistitis hasta una pielonefritis aguda grave, que puede poner en peligro la vida. Las enfermeras están a la vanguardia de la gestión, desde la detección precoz y el tratamiento hasta la educación del paciente.

1. Reconocer los síntomas :
   - **Síntomas clásicos:** Disuria, micción frecuente, dolor suprapúbico, orina turbia o maloliente.
   - **Síntomas graves:** Fiebre, escalofríos, dolor de espalda, náuseas y vómitos, a menudo indicativos de daño renal.
2. Diagnósticos e investigaciones :
   - **Muestra de orina:** Un urocultivo es esencial para identificar el patógeno y determinar su sensibilidad a los antibióticos.
   - **Análisis de sangre:** En caso de sospecha de septicemia o pielonefritis.
3. Tratamiento farmacológico :
   - **Antibióticos: Se** eligen en función de los resultados del urocultivo. El cumplimiento por parte del paciente del tratamiento completo es crucial para evitar recaídas.
   - **Analgésicos:** Para controlar el dolor y la fiebre.
4. Prevención de complicaciones :
   - **Hidratación:** Anime a los pacientes a beber suficientes líquidos para ayudar a eliminar las bacterias.
   - **Vaciado regular de la vejiga:** evita la estasis urinaria, un factor de riesgo de infección.
   - **Monitorización:** Reconocimiento de signos de complicaciones, como sepsis o insuficiencia renal.

5. Educación del paciente :
- **Técnicas de aseo:** Aconseje a las mujeres que se limpien de delante hacia atrás para evitar la propagación de bacterias a la uretra.
- **Importancia del vaciado completo:** Orinar completa y regularmente.
- **Hidratación:** La importancia de beber suficiente agua.
- **Relaciones íntimas:** Orine antes y después del coito para minimizar el riesgo de infección.

6. Gestión de las complicaciones :
- **Reinfecciones:** Cómo reconocer los signos de una recaída y la importancia de volver a ver a su médico.
- **Pielonefritis:** Una infección que se extiende a los riñones suele requerir hospitalización y una estrecha vigilancia.
- **Urosepsis:** Una respuesta sistémica a la infección que puede conducir a un shock séptico. El reconocimiento rápido y la intervención inmediata son esenciales.

7. Seguimiento a largo plazo :
- **Revisiones periódicas:** Para pacientes con infecciones recurrentes o anomalías anatómicas.
- **Autocuidados:** Para ciertos pacientes de alto riesgo, aprenda a realizar análisis de orina en casa.
- **Tratamiento profiláctico:** En algunos casos, puede recomendarse un tratamiento a largo plazo con dosis bajas de antibióticos.

El tratamiento de las infecciones del tracto urinario, aunque frecuente, requiere una atención cuidadosa para evitar complicaciones graves. La enfermera desempeña un papel fundamental en la educación del paciente, el seguimiento de la evolución de la enfermedad y la intervención rápida en caso de complicaciones.

Cuidados paliativos en urología

Los cuidados paliativos tienen por objeto mejorar la calidad de vida de los pacientes y sus familias ante las consecuencias de una enfermedad potencialmente mortal. En urología, a menudo se asocia a patologías malignas avanzadas, en particular a los cánceres urológicos. Las enfermeras desempeñan un papel crucial en este enfoque multidisciplinar.

1. Comprender la enfermedad :
   - **Educación:** Informar a los pacientes y a sus familias sobre el curso natural de la enfermedad, las opciones de tratamiento y los objetivos de los cuidados paliativos.
   - **Debate abierto:** Fomente las preguntas y aborde las preocupaciones o temores.
2. Tratamiento del dolor :
   - **Evaluación:** Identificación periódica de los niveles de dolor y los síntomas asociados.
   - **Tratamiento:** Uso de opioides, antiinflamatorios y otros analgésicos, en colaboración con el equipo médico.
   - **Métodos no farmacológicos:** técnicas de relajación, masajes, terapias complementarias.
3. Síntomas asociados :
   - **Problemas urinarios:** incontinencia, retención urinaria, hematuria.
   - **Síntomas gastrointestinales:** Náuseas, estreñimiento, anorexia.
   - **Síntomas psicológicos:** Ansiedad, depresión, confusión.
4. Apoyo psicológico y emocional :
   - **Escucha activa: Ofrecer** un espacio para expresar los miedos, los remordimientos y las esperanzas.
   - **Derivación:** Derive a psicólogos, trabajadores sociales o grupos de apoyo si es necesario.

5. Planificación avanzada de los cuidados :
   - **Decisiones médicas anticipadas:** Discutir los deseos del paciente respecto a las intervenciones médicas, la reanimación y la ventilación.
   - **Testamento vital:** animar a los pacientes a comunicar sus deseos sobre los cuidados al final de la vida.
6. Apoyo familiar :
   - **Educación:** Proporcionar información sobre el proceso de la enfermedad y qué esperar.
   - **Apoyo emocional:** Ofrecer a los seres queridos un lugar donde escuchar y compartir.
   - **Ayuda práctica:** Remitir a las personas a recursos para cuidados en el hogar, apoyo financiero y ayuda logística.
7. Fin de la vida :
   - Cuidados a domicilio o en hospicio: Según los deseos del paciente.
   - **Apoyar:** Proporcionar una presencia reconfortante, escuchando y respondiendo a las necesidades del paciente.
   - **Duelo:** Ofrecer apoyo a la familia tras el fallecimiento y remitirla a los recursos de apoyo al duelo.

Los cuidados paliativos en urología se centran no sólo en el final de la vida, sino en la calidad de vida. El enfermero, con su experiencia y compasión, es un pilar esencial en este enfoque centrado en el paciente y la familia, ofreciendo apoyo, consuelo y dignidad en lo que a menudo son momentos difíciles.

Capítulo 5

CIRUGÍA EN UROLOGÍA

Tipos habituales de cirugía

La urología abarca una amplia gama de intervenciones, desde procedimientos endoscópicos mínimos hasta complejas cirugías abiertas. Cada procedimiento se adapta a la patología específica del paciente. He aquí un resumen de los tipos de cirugía que se realizan habitualmente en urología.

1. Endoscopia urológica :
   - **Cistoscopia:** examen visual de la vejiga mediante un cistoscopio para diagnosticar, controlar y tratar los trastornos vesicales.
   - **Ureteroscopia:** examen visual de los uréteres y los riñones, a menudo para extraer cálculos.
2. Cirugía de los cálculos urinarios :
   - **Litotricia extracorpórea por ondas de choque (LEOC):** Método no invasivo para romper cálculos mediante ondas de choque.
   - **Nefrolitotomía percutánea (NLP):** Procedimiento para extraer cálculos renales grandes mediante la inserción de un nefroscopio a través de una pequeña incisión en la espalda.
3. Intervenciones sobre la próstata :
   - **Resección transuretral de la próstata (RTUP):** Procedimiento endoscópico para extirpar parte de la próstata agrandada.
   - **Prostatectomía radical:** extirpación completa de la glándula prostática para tratar el cáncer de próstata.
4. Cirugía renal :
   - **Nefrectomía:** extirpación total o parcial del riñón, a menudo en caso de tumores renales.
   - **Pieloplastia:** Reparación de la pelvis renal para corregir una obstrucción del uréter.
5. Cirugía de la vejiga :
   - **Cistectomía:** extirpación total o parcial de la vejiga, normalmente para tratar el cáncer de vejiga.

- **Enterocistoplastia:** Ampliación de la vejiga utilizando un segmento del intestino.
6. Cirugía del aparato reproductor masculino :
   - **Vasectomía:** Procedimiento de esterilización masculina.
   - **Varicocelectomía:** Cirugía para corregir un varicocele (venas dilatadas en el escroto).
7. Cirugía reconstructiva :
   - **Ureterostomía:** Creación de una abertura artificial para drenar la orina.
   - **Nefrostomía:** Drenaje directo del riñón a través de la piel.
   - **Creación de una neovejiga:** Construcción de una nueva vejiga a partir de un segmento intestinal tras una cistectomía.
8. Cirugía pediátrica :
   - **Reparación de hipospadias:** Corrección de un orificio uretral mal situado en el pene.
   - **Orquiopexia:** extirpación quirúrgica de un testículo no descendido.

Toda operación urológica requiere una preparación específica, una técnica quirúrgica apropiada y un seguimiento postoperatorio adecuado para garantizar el mejor resultado posible para el paciente. La enfermera desempeña un papel esencial en estas diferentes etapas, garantizando la seguridad, la comodidad y la educación del paciente durante todo el proceso.

El papel de la enfermera perioperativa

La enfermera perioperatoria desempeña un papel crucial antes, durante y después de la cirugía. Su presencia e intervención son esenciales para la seguridad, comodidad y eficacia de los cuidados quirúrgicos del paciente. Echemos un vistazo a cada una de estas etapas.

1. Fase preoperatoria :
- **Evaluación inicial:** La enfermera evalúa el estado general del paciente, sus antecedentes médicos, su historial quirúrgico y su medicación actual para prever cualquier riesgo o complicación.
- **Educación del paciente:** La enfermera informa al paciente sobre la intervención, sus ventajas y riesgos, el transcurso de la operación y el periodo postoperatorio.
- **Preparación física:** Puede incluir el rasurado de la zona operatoria, la inserción de una vía venosa periférica y la comprobación de los parámetros vitales.
- **Preparación emocional:** La enfermera ofrece apoyo psicológico, tranquiliza al paciente y responde a sus preguntas para reducir la ansiedad.
- **Controles administrativos:** Asegúrese de que se han firmado todos los documentos necesarios, como el formulario de consentimiento informado.

2. Fase intraoperatoria (en el quirófano) :
- **Traslado del paciente:** Garantizar una transición segura del paciente al quirófano.
- **Asistencia directa durante la cirugía:** Algunas enfermeras, como las de quirófano, ayudan directamente al cirujano proporcionándole el instrumental quirúrgico necesario.
- **Monitorización:** La enfermera monitoriza continuamente las constantes vitales del paciente, sus reacciones y su estado durante la operación.
- **Documentación:** Mantener al día los historiales médicos, documentar los acontecimientos, los medicamentos administrados y las observaciones.

3. Fase postoperatoria :
- **Evaluación inicial:** Al salir del quirófano, la enfermera evalúa inmediatamente las constantes vitales, el

dolor, la presencia de hemorragias u otras complicaciones.

- **Tratamiento del dolor:** Administre analgésicos según la prescripción y evalúe regularmente su eficacia.
- **Apoyo emocional:** Siga tranquilizando a los pacientes, responda a sus preguntas y apoye a sus familias.
- **Cuidado de las heridas:** Revise regularmente la herida quirúrgica, límpiela si es necesario y cambie los apósitos.
- **Educación para la vuelta a casa:** Informar al paciente y a su familia sobre los cuidados que deben tener en casa, los signos de complicaciones que deben vigilar y el seguimiento médico necesario.
- **Preparación para el alta: Asegurarse** de que el paciente está estable y ha recibido toda la medicación e instrucciones necesarias para volver a casa.

A lo largo de todo el recorrido quirúrgico del paciente, la enfermera perioperatoria garantiza que los cuidados se prestan de acuerdo con las mejores prácticas y normas profesionales. Son el vínculo central entre el paciente, el cirujano y los demás miembros del equipo sanitario, garantizando una atención al paciente completa e integrada.

Posibles complicaciones y su cuidado

La urología, como todas las especialidades quirúrgicas, es susceptible de sufrir complicaciones. Aunque estas complicaciones no son sistemáticas, su rápido reconocimiento y su tratamiento adecuado son cruciales para garantizar el bienestar del paciente.

1. Hemorragia :
   - **Reconocimiento:** Hemorragia activa, hematoma, descenso de la tensión arterial, taquicardia.
   - **Manejo:** Control de la hemorragia (compresión, suturas, electrocoagulación), transfusión de sangre si es necesario, estrecha vigilancia de los parámetros vitales.
2. Infección :
   - **Reconocimiento:** Fiebre, dolor al orinar, orina turbia o maloliente, dolor alrededor de la herida quirúrgica.
   - **Manejo:** Terapia antibiótica, cultivos de orina, cuidado local de heridas, drenaje de abscesos si es necesario.
3. Daños en las estructuras adyacentes :
   - **Reconocimiento:** Dolor, sangre en orina o heces, síntomas digestivos.
   - **Tratamiento:** Reevaluación quirúrgica, tratamiento conservador o reparación quirúrgica según proceda.
4. Obstrucción urinaria :
   - **Reconocimiento:** Incapacidad para orinar, dolor pélvico o abdominal, distensión abdominal.
   - **Manejo:** sonda vesical para drenar la vejiga, evaluación posterior para determinar la causa de la obstrucción.
5. Formación de cálculos postoperatorios :
   - **Reconocimiento:** Dolor, hematuria, cólico renal.
   - **Manejo:** analgesia, hidratación, evaluación por imagen, posiblemente repetir la operación para extraer los cálculos.
6. Trombosis venosa profunda :
   - **Reconocimiento:** Dolor, hinchazón o enrojecimiento de una pierna, a veces dificultad para respirar (si se asocia a una embolia pulmonar).
   - **Manejo:** anticoagulantes, compresión elástica, evaluación mediante ecografía Doppler.

7. Complicaciones anestésicas :
- **Reconocimiento:** Reacciones alérgicas, problemas respiratorios, complicaciones cardiacas.
- **Tratamiento:** Tratamiento específico según la complicación, a menudo en una unidad de cuidados intensivos.

8. Problemas de curación :
- **Reconocimiento:** Retraso en la cicatrización, separación de los bordes de la herida, infección.
- **Tratamiento:** Cuidados locales, posiblemente antibióticos, a veces reoperación para un cierre secundario.

9. Disfunción eréctil o problemas de continencia (tras ciertas operaciones de próstata o vejiga) :
- **Reconocimiento:** Dificultad para obtener o mantener una erección, incontinencia urinaria.
- **Tratamiento:** Medicación, rehabilitación perineal, dispositivos mecánicos, evaluación psicológica.

10. Complicaciones relacionadas con dispositivos (catéteres, stents) :
- **Reconocimiento:** Dolor, signos de infección, migración del dispositivo, obstrucción.
- **Tratamiento:** Retirada o sustitución del dispositivo, tratamiento sintomático.

La clave para una gestión eficaz de las complicaciones reside en la prevención, el reconocimiento precoz y la intervención rápida. Las enfermeras desempeñan un papel fundamental en el seguimiento de los pacientes y la detección de los primeros signos de complicaciones. La comunicación eficaz entre la enfermera, el paciente y el equipo médico es esencial para garantizar unos cuidados óptimos.

Rehabilitación perineal
después de la intervención

La reeducación perineal, a menudo denominada reeducación del suelo pélvico, es un conjunto de técnicas diseñadas para fortalecer los músculos del perineo. Tras una intervención urológica, en particular una prostatectomía o una cirugía de la incontinencia, puede ser necesaria para ayudar al paciente a recuperar una función urinaria normal y prevenir posibles complicaciones.

1. ¿Por qué es importante la rehabilitación perineal?
   - **Vuelta a la continencia:** Después de ciertas operaciones, la incontinencia urinaria puede ser una complicación. La rehabilitación pretende acelerar el retorno a la continencia.
   - **Prevención del prolapso:** El fortalecimiento de los músculos perineales puede ayudar a evitar el descenso de los órganos pélvicos.
   - **Mejora de la función sexual:** Un suelo pélvico tonificado también puede influir en la función eréctil.
2. Técnicas de rehabilitación perineal :
   - **Ejercicios de Kegel: Consisten** en contraer y relajar los músculos del perineo, fortaleciéndolos.
   - **Biorretroalimentación: Se trata de un** método que utiliza sensores para informar al paciente en tiempo real de la actividad de sus músculos perineales, ayudándole a contraerlos con mayor eficacia.
   - **Electroestimulación: Se** utilizan pequeños impulsos eléctricos para estimular y fortalecer los músculos del perineo.
   - **Terapia manual:** Consiste en masajes o presiones aplicados por un fisioterapeuta para mejorar la flexibilidad y la función del perineo.

3. Procedimiento de rehabilitación :
- **Evaluación inicial:** Antes de empezar, se lleva a cabo una evaluación de la fuerza y la función del suelo pélvico, a menudo por un fisioterapeuta o urólogo especializado.
- **Programa personalizado: En función de** las necesidades del paciente, se elabora un programa de ejercicios.
- **Seguimiento regular:** Se organizan sesiones regulares, a menudo semanales, para supervisar los progresos y ajustar el programa si es necesario.

4. Consejos para el paciente :
- **Regularidad: La** clave del éxito es la regularidad. A menudo es aconsejable realizar los ejercicios varias veces al día.
- **Evite esfuerzos:** Durante el periodo de rehabilitación, es aconsejable evitar llevar cargas pesadas o practicar deportes de alto impacto.
- **Escuche a su cuerpo: Si** siente dolor o molestias, es esencial que hable con su fisioterapeuta o médico.

5. Duración de la rehabilitación :
La duración de la reeducación perineal varía según el paciente, la naturaleza de la operación y la rapidez de la recuperación. Puede durar desde unas semanas hasta varios meses.

La reeducación perineal tras la cirugía urológica es un elemento clave del tratamiento postoperatorio. Su objetivo es permitir que el paciente recupere una calidad de vida óptima y prevenir futuras complicaciones. Las enfermeras desempeñan un papel importante en la educación del paciente, guiándole y animándole a lo largo del proceso de rehabilitación.

Capítulo 6

TRATAMIENTOS MÉDICOS Y FARMACOLÓGICO EN UROLOGÍA

Medicamentos de uso común en urología

Como especialidad médica, la urología utiliza diversos fármacos para tratar, controlar o prevenir los trastornos urológicos. Estos fármacos varían en función de la afección que se esté tratando. He aquí un resumen de los medicamentos más utilizados en urología:

1. Antibióticos :
   - **Objetivo:** Tratar y prevenir las infecciones del tracto urinario.
   - **Ejemplos:** Trimetoprima/sulfametoxazol (Bactrim), Nitrofurantoína (Macrodantin), Ciprofloxacina, Amoxicilina.
2. Alfabloqueantes :
   - **Objetivo:** Tratar la hiperplasia benigna de próstata (HBP) relajando los músculos del cuello de la vejiga y de la próstata.
   - **Ejemplos:** Tamsulosina (Flomax), Alfuzosina (Uroxatral), Terazosina (Hytrin).
3. Inhibidores de la 5-alfa reductasa :
   - **Objetivo:** Reducir el tamaño de la próstata en la HBP.
   - **Ejemplos:** Finasterida (Proscar), Dutasterida (Avodart).
4. Antiespasmódicos :
   - **Objetivo:** Aliviar los espasmos de la vejiga.
   - **Ejemplos:** Oxibutinina (Ditropan), Tolterodina (Detrol).
5. Medicamentos para la disfunción eréctil :
   - **Objetivo:** Facilitar la erección.
   - **Ejemplos:** Sildenafilo (Viagra), Tadalafilo (Cialis), Vardenafilo (Levitra).
6. Agentes alcalinizantes y acidificantes urinarios :
   - **Objetivo:** Modificar el pH de la orina para tratar y prevenir ciertos tipos de cálculos renales.
   - **Ejemplos:** Citrato de potasio, Acetazolamida.

7. Agentes quelantes del calcio :
- **Objetivo:** Prevenir la formación de cálculos renales de calcio.
- **Ejemplos:** tiazidas, ortofosfato.

8. Analgésicos urinarios :
- **Objetivo:** Aliviar el dolor y el confort asociados a una infección urinaria.
- **Ejemplos:** Fenazopiridina (Piridio).

9. Agentes inmunomoduladores :
- **Objetivo:** Tratamiento de determinados tumores de vejiga.
- **Ejemplos:** BCG (Bacilo de Calmette et Guérin).

10. Medicación para la incontinencia urinaria de esfuerzo :
- **Objetivo:** Reforzar el tono del esfínter uretral.
- **Ejemplos:** Duloxetina (Yentreve).

11. Terapia hormonal :
- **Objetivo:** Tratamiento del cáncer de próstata avanzado.
- **Ejemplos:** Leuprolida (Lupron), Goserelina (Zoladex).

Es esencial que las enfermeras de urología conozcan bien los medicamentos de uso común, sus posibles efectos secundarios y sus posibles interacciones. Además, deben ser capaces de proporcionar la información pertinente y educar a los pacientes sobre el uso adecuado y el seguimiento de estos fármacos.

Tratamiento del dolor

El dolor es un síntoma frecuente en urología, ya esté relacionado con una afección médica, una intervención quirúrgica o un procedimiento invasivo. El tratamiento eficaz del dolor es esencial para la comodidad del paciente, la calidad de los cuidados y la aceleración del proceso de curación.

1. Evaluación del dolor :
   - **Caracterización:** Es esencial determinar la intensidad, el tipo (sordo, agudo, punzante), la duración y la localización.
   - **Escalas de evaluación: Se** utilizan con frecuencia herramientas como la escala analógica visual (EAV) o la escala numérica.
   - **Factores desencadenantes y calmantes:** Identificar lo que exacerba o alivia el dolor puede ayudar a su tratamiento.
2. Medicamentos analgésicos :
   - **Analgésicos no opiáceos:** Paracetamol (acetaminofén), antiinflamatorios no esteroideos (AINE) como el ibuprofeno.
   - **Analgésicos opiáceos:** Morfina, tramadol, oxicodona. Estos fármacos se prescriben a menudo después de una intervención quirúrgica mayor.
   - **Coanalgésicos:** Medicamentos que pueden reforzar la acción de los analgésicos, como ciertos anticonvulsivos o antidepresivos.
3. Enfoques no farmacológicos :
   - **Termoterapia: La** aplicación de calor o frío puede aliviar ciertos tipos de dolor.
   - **Técnicas de relajación: La** respiración profunda, la meditación o la visualización pueden ayudar a controlar el dolor.
   - **Terapias manuales:** masaje, fisioterapia u osteopatía.
   - **Estimulación eléctrica transcutánea (TENS):** Utiliza pequeñas corrientes eléctricas para aliviar el dolor.
4. Manejo postoperatorio :
   - **Analgesia-Epidural Controlada (ACE):** Técnica que permite a los pacientes autoadministrarse analgésicos por vía epidural.
   - **Bloqueo nervioso:** anestesia local para bloquear el dolor en una zona específica.
   - **Tratamiento multimodal del dolor:** Combinación de diferentes enfoques para maximizar el alivio.

5. Dolor crónico en urología :
- **Cistitis intersticial:** Una afección dolorosa de la vejiga que a menudo requiere un enfoque multidisciplinar.
- **Dolor posquirúrgico:** Puede persistir algo de dolor tras la curación inicial.

6. Educación del paciente :
- **Información sobre el dolor:** ayudar a los pacientes a comprender la causa de su dolor.
- **Plan de gestión:** Discuta las opciones de tratamiento y elabore un plan.
- **Reconocer los efectos secundarios:** Algunos medicamentos pueden tener efectos secundarios que los pacientes deben conocer.

7. Supervisión y seguimiento :
- **Evaluación periódica:** El dolor debe reevaluarse periódicamente para asegurarse de que el tratamiento es eficaz.
- **Ajuste del tratamiento:** En función de la evolución del dolor y de la respuesta al tratamiento.

El tratamiento del dolor en urología requiere un enfoque holístico, que combine estrategias medicinales y no medicinales. Las enfermeras desempeñan un papel fundamental, no sólo en la administración de la medicación y el tratamiento, sino también en la educación, el apoyo y el seguimiento del paciente.

Tratamientos para la disfunción eréctil

La disfunción eréctil (DE) se define como la incapacidad persistente o recurrente de obtener o mantener una erección suficiente para una actividad sexual satisfactoria. Su tratamiento requiere un enfoque multidimensional que tenga en cuenta las causas subyacentes, ya sean fisiológicas, psicológicas o ambas.

1. Evaluación y diagnóstico :

Historial médico y sexual: Una evaluación completa del historial médico, la medicación actual y el estilo de vida es crucial para identificar las posibles causas.

Pruebas fisiológicas: Análisis de sangre para evaluar los niveles hormonales, el azúcar en sangre, el colesterol y otros indicadores. También pueden utilizarse otras pruebas como el Doppler peneano.

Evaluación psicológica: Para determinar si influyen factores como el estrés, la ansiedad o la depresión.

2. Tratamientos farmacológicos :

Inhibidores de la fosfodiesterasa tipo 5 (PDE5): Son los tratamientos más recetados. Ejemplos: Sildenafilo (Viagra), Tadalafilo (Cialis), Vardenafilo (Levitra) y Avanafilo (Stendra).

Tratamientos hormonales: Si la disfunción eréctil está causada por un desequilibrio hormonal, como una baja producción de testosterona, puede plantearse una terapia de sustitución.

3. Sistemas y procedimientos :

Bombas de vacío (bombas para el pene): Dispositivo que favorece el flujo sanguíneo al pene creando un vacío.

Prótesis de pene: Implantes quirúrgicos que pueden ser inflables o semirrígidos.

Inyecciones en el pene: Medicamentos inyectados directamente en el pene, como el alprostadil.

4. Terapias no invasivas :

Terapia con ondas de choque: Se utilizan ondas sonoras de baja intensidad para estimular la formación de nuevos vasos sanguíneos.

Terapias psicológicas: La terapia sexual o el asesoramiento pueden ser beneficiosos, sobre todo si los factores psicológicos contribuyen a la disfunción eréctil.

5. Tratamientos alternativos :

Acupuntura: Aunque los estudios son contradictorios, algunos hombres han encontrado beneficios en este enfoque tradicional chino.

Suplementos herbales: Se han explorado remedios como el ginseng rojo y el yohimbe, pero su eficacia y seguridad deben estudiarse más a fondo.

6. Cambios en el estilo de vida :

Mejora de la dieta: Una dieta equilibrada favorece la circulación sanguínea y la salud del corazón.

Ejercicio regular: mejora la circulación, aumenta la confianza en sí mismo y reduce el estrés.

Evite el tabaco y el alcohol: Estas sustancias pueden agravar la disfunción eréctil.

Reducir el estrés: Las técnicas de relajación, la meditación o el yoga pueden ayudar.

7. Educación y comunicación :

Apoyo y asesoramiento: Los pacientes y sus parejas pueden beneficiarse de sesiones informativas sobre la disfunción eréctil, sus causas y tratamientos.

Mantener una comunicación abierta: Los socios deben discutir sus sentimientos y preocupaciones sobre cómo afrontar la situación juntos.

La disfunción eréctil es una afección que puede afectar profundamente a la autoestima, la calidad de vida y las relaciones. Un enfoque individualizado del tratamiento, basado en las causas subyacentes y las preferencias del paciente, es esencial para lograr los mejores resultados posibles.

Quimioterapia y radioterapia en urología

En urología, la quimioterapia y la radioterapia son modalidades terapéuticas esenciales en el tratamiento de diversos cánceres, incluidos los de vejiga, riñón, próstata y testículos. Comprender estos tratamientos y su papel en el tratamiento de las afecciones urológicas es crucial para los enfermeros de urología.

1. Quimioterapia :

Definición: La quimioterapia se refiere al uso de fármacos para matar o inhibir el crecimiento de las células cancerosas.

Aplicación en urología :

Cáncer de vejiga: instilación intravesical o administración sistémica.

Cáncer de testículo: En particular para los tumores no seminomatosos.

Cáncer de riñón: En situaciones avanzadas o metastásicas.

Efectos secundarios comunes: Náuseas, fatiga, caída del cabello, mielosupresión (reducción de las células sanguíneas).

El papel de la enfermera: vigilar los efectos secundarios, administrar el tratamiento, educar y apoyar al paciente.

2. Radioterapia :

Definición: La radioterapia utiliza radiaciones ionizantes para destruir o reducir las células cancerosas.

Aplicación en urología :

Cáncer de próstata: Suelen utilizarse la radioterapia externa o la braquiterapia (implantes radiactivos).

Cáncer de vejiga: Se utiliza como complemento de la cirugía o como tratamiento principal en pacientes no aptos para la cirugía.

Efectos secundarios comunes: Fatiga, reacciones cutáneas (similares a las quemaduras solares), síntomas gastrointestinales, irritaciones de la vejiga.

El papel de la enfermera: control de las reacciones cutáneas, gestión de los efectos secundarios, educación del paciente sobre el cuidado de la piel y seguimiento posterior al tratamiento.

3. Combinación de tratamientos :

Algunos pacientes pueden requerir una combinación de quimioterapia y radioterapia, ya sea simultánea o secuencialmente. Esta decisión depende del tipo, la localización y el estadio del cáncer.

4. Cuidados específicos de enfermería :

Preparar a los pacientes: Proporcionar información sobre qué esperar, los posibles efectos secundarios y cómo manejarlos.

Seguimiento: Las consultas posteriores al tratamiento son esenciales para controlar la respuesta al tratamiento, gestionar los efectos secundarios y abordar las preocupaciones de los pacientes.

Apoyo emocional: El diagnóstico y el tratamiento del cáncer pueden tener un impacto psicológico importante. Las enfermeras deben escuchar, proporcionar apoyo y, si es necesario, remitir a los pacientes a especialistas.

Educación: Enseñar a los pacientes la importancia del cumplimiento, el reconocimiento precoz de los efectos secundarios y cuándo buscar ayuda.

La quimioterapia y la radioterapia son los pilares del tratamiento oncológico en urología. Las enfermeras desempeñan un papel fundamental en la gestión de los pacientes, no sólo garantizando que los tratamientos se administran de forma segura y eficaz, sino también proporcionando un apoyo inestimable a los pacientes a lo largo de su tratamiento.

Capítulo 7

LOS RETOS EMOCIONAL Y PSICOLÓGICO

Comprender las reacciones de los pacientes

Cuando se trata de diagnósticos y tratamientos urológicos, en particular los relacionados con el cáncer, los pacientes pueden experimentar una amplia gama de emociones y reacciones. Es imprescindible que los cuidadores, en particular los enfermeros, comprendan estas reacciones para poder ofrecer una atención integral.

1. Conmoción e incredulidad :
    Los diagnósticos graves o inesperados pueden provocar una fase inicial de shock. El paciente puede tener dificultades para asimilar la información o la realidad de la situación.
    Intervención de enfermería: Proporcione un ambiente tranquilo, dé tiempo al paciente para hacer preguntas, aclare cualquier información mal entendida.
2. Miedo y ansiedad :
    El miedo a lo desconocido, a los tratamientos invasivos, a los efectos secundarios y al pronóstico puede abrumar a los pacientes.
    Intervención de enfermería: Escuchar activamente, tranquilizar al paciente, proporcionarle información detallada sobre lo que puede esperar, recomendarle técnicas de relajación o meditación.
3. Ira y frustración :
    Los pacientes pueden sentirse enfadados por su situación, preguntándose "¿Por qué yo?
    Intervención de enfermería: Validar los sentimientos de la paciente sin juzgarla, ofrecerle un espacio de expresión y, si es necesario, remitirla a un psicólogo o terapeuta.

4. Tristeza y depresión :

Ante un diagnóstico o unos problemas de salud, los pacientes pueden sentir una profunda tristeza, o incluso depresión clínica.

Intervención de enfermería: Ayudar al paciente a expresar sus sentimientos, identificar los signos de depresión clínica y, si es necesario, recomendar una consulta psiquiátrica.

5. Aceptación :

Con el tiempo, la mayoría de los pacientes pasan por una fase de aceptación, integrando su enfermedad o diagnóstico en sus vidas.

Intervención de enfermería: Seguir proporcionando información, apoyar las decisiones del paciente sobre el tratamiento, fomentar la autonomía.

6. Necesidad de información :

Los pacientes suelen querer entender su enfermedad, las opciones de tratamiento, los efectos secundarios y el pronóstico.

Intervención de enfermería: Proporcionar información clara, evitar la jerga médica, recomendar recursos fiables para obtener más información.

7. Preocupación por la privacidad :

En urología, muchas afecciones y tratamientos pueden afectar a la intimidad y la función sexual.

Intervención de enfermería: Aborde el tema con delicadeza, proporcione información sobre una posible rehabilitación, recomiende terapeutas sexuales si es necesario.

8. Reacciones a la imagen corporal :

La cirugía, como la extirpación de la próstata o los testículos, puede afectar al modo en que el paciente percibe su cuerpo.

Intervención de enfermería: Validar los sentimientos de la paciente, ofrecer recursos sobre apoyo postoperatorio, fomentar la comunicación con la pareja o los familiares.

En última instancia, cada paciente es único y es esencial reconocer y respetar sus reacciones individuales. La comunicación abierta, la escucha empática y una educación adecuada son las claves para guiar eficazmente a un paciente a través de los retos asociados a los cuidados urológicos.

El impacto psicológico patologías urológicas

La esfera urológica, por su propia naturaleza, está intrínsecamente ligada a aspectos profundamente personales y privados de la existencia humana, como la sexualidad, la procreación y las funciones corporales básicas. En consecuencia, las patologías urológicas suelen tener un impacto psicológico significativo en los pacientes, que va mucho más allá de los meros síntomas fisiológicos.

1. Deterioro de la autoestima :
   * Las afecciones urológicas, como la incontinencia, pueden tener un profundo efecto en la autoestima. Sentirse "fuera de control" de las funciones corporales básicas puede provocar sentimientos de bochorno o vergüenza.
2. Problemas de intimidad y sexualidad :
   * La disfunción eréctil, la impotencia o el dolor durante el coito pueden provocar tensiones en la relación, reducir el deseo sexual y provocar sentimientos de inadecuación o ansiedad.

3. Temores ligados a la fertilidad :
   * Afecciones como el cáncer testicular pueden causar preocupación sobre la capacidad de tener hijos en el futuro. Esto puede causar una angustia significativa, especialmente en pacientes jóvenes.

4. Ansiedad y depresión :
   - El diagnóstico de un cáncer urológico, como el de próstata, puede provocar sentimientos de ansiedad sobre el pronóstico, la esperanza de vida y la calidad de vida futura. En algunos casos, esto puede desembocar en una depresión clínica.
5. Aislamiento social :
   - Los síntomas de incontinencia o la necesidad de un sondaje regular pueden llevar a algunos pacientes a evitar la interacción social, por miedo a un incidente o por vergüenza.
6. Trauma postoperatorio :
   - Tras una intervención quirúrgica mayor, algunos pacientes pueden experimentar síntomas de estrés postraumático, como recuerdos de la operación o un aumento de la ansiedad por su salud.
7. Impacto sobre la identidad de género :
   - Para algunos pacientes, en particular los que se someten a una cirugía radical como una cistectomía total (extirpación de la vejiga) con una urostomía, pueden surgir profundos interrogantes sobre su identidad de género y su percepción de sí mismos como hombres o mujeres.
8. Impacto sobre la familia y los amigos :
   - Las personas que rodean al paciente, ya sean parejas, hijos o amigos, también pueden experimentar estrés psicológico. Pueden sentirse impotentes, tristes o ansiosos por el futuro del paciente.

Para gestionar estos retos psicológicos, es crucial adoptar un enfoque holístico en el tratamiento de los pacientes con afecciones urológicas. Esto incluye no sólo tratar la afección en sí, sino también ofrecer apoyo psicológico, asesoramiento o terapia para ayudar a los pacientes a navegar por las aguas a menudo turbulentas de las emociones y reacciones asociadas a su afección. La colaboración entre urólogos, enfermeras, psicólogos y trabajadores sociales es esencial para garantizar un apoyo integral y eficaz.

Comunicación con el paciente y su familia

La comunicación es un componente esencial de la atención médica, sobre todo en el campo de la urología, donde los temas suelen tocar áreas íntimas y sensibles de la vida del paciente. Una comunicación eficaz puede influir enormemente en la satisfacción del paciente, el cumplimiento del tratamiento y los resultados clínicos. He aquí algunas consideraciones y consejos para optimizar esta comunicación.

1. Establezca una relación de confianza :
   * Empiece por escuchar activamente. Es esencial prestar toda su atención al paciente, reconocer sus preocupaciones y validar sus sentimientos.
   * Garantizar la confidencialidad de la información compartida, un elemento fundamental para establecer y mantener la confianza.
2. Aclarar la jerga médica :
   * Los términos urológicos pueden resultar complicados para los no iniciados. Explique siempre los diagnósticos, procedimientos y tratamientos utilizando un lenguaje sencillo y claro.
3. Evalúe la comprensión del paciente :
   * Después de compartir la información, haga preguntas o pida al paciente que reitere lo que ha entendido. Esto le permitirá comprobar que el mensaje se ha transmitido con claridad.
4. Tener en cuenta la cultura y las creencias :
   * Respete las diferencias culturales y religiosas, que pueden influir en la percepción de la enfermedad, el tratamiento y la recuperación.

5. Incluya a la familia y a los cuidadores :
- Las patologías urológicas pueden afectar no sólo al paciente, sino también a quienes le rodean. Cuando el paciente esté de acuerdo, implique a la familia o a los cuidadores en las conversaciones para garantizar una gestión integral.

6. Ofrezca ayudas visuales :
- El uso de diagramas, modelos anatómicos o folletos puede ayudar a aclarar conceptos complejos, sobre todo en lo relativo a la anatomía y los procedimientos quirúrgicos.

7. Proporcionar información por escrito :
- Los pacientes pueden sentirse abrumados por la información. Repartirles folletos, hojas de resumen o instrucciones escritas puede ayudarles a asimilar la información en casa.

8. Gestión de las emociones :
- El miedo, la ansiedad, la tristeza o la ira pueden surgir durante las consultas de urología. Reconocer estas emociones, validarlas y ofrecer apoyo emocional es esencial.

9. Fomente las preguntas :
- Cree un entorno en el que el paciente se sienta libre para hacer preguntas o expresar sus preocupaciones sin ser juzgado.

10. Planificar el seguimiento :
- Asegúrese de que el paciente y su familia saben cómo y cuándo ponerse en contacto con usted si tienen más preguntas o inquietudes. Esto refuerza la sensación de seguridad y apoyo continuo.

11. Formación continua :
- La formación en comunicación es esencial para los profesionales sanitarios. Participar en talleres o seminarios sobre comunicación puede mejorar las habilidades y reforzar la relación terapéutica.

La comunicación está en el corazón de la medicina, y más aún en un campo tan sensible como la urología. Un enfoque empático, claro y abierto puede mejorar enormemente la experiencia del paciente, influir positivamente en los resultados terapéuticos y reforzar la relación entre el paciente, la familia y el equipo médico.

Cuidar de su propia salud mental como enfermera

Ser enfermera es una de las profesiones más nobles, pero también una de las más exigentes. Las enfermeras se enfrentan regularmente al dolor, el sufrimiento, las urgencias médicas y las muertes. En el campo de la urología, también se les pide que se ocupen de problemas íntimos que pueden tener una gran carga emocional para los pacientes. Estas responsabilidades pueden pasar una elevada factura a la salud mental de una enfermera. Por lo tanto, es crucial que estos profesionales sanitarios cuiden de su bienestar psicológico.

1. Reconocer los signos de estrés y agotamiento :
   * La fatiga, la irritabilidad, la tristeza, el retraimiento social y los problemas de sueño pueden ser indicadores de estrés o agotamiento.
2. Establezca límites claros :
   * Aunque es natural querer ayudar a todo el mundo, es esencial reconocer sus propios límites y aprender a decir no cuando sea necesario.
3. Encontrar tiempo para uno mismo :
   * Reserve un tiempo regular para actividades relajantes o placenteras, como la lectura, el deporte, la meditación u otras aficiones.
4. Busque apoyo :
   * Hablar con colegas, amigos o familiares puede ayudar a poner las cosas en perspectiva. Si es necesario, considere la posibilidad de consultar a un profesional de la salud mental.

5. Desarrollar una rutina de autocuidado :
   - Esto puede incluir una dieta sana, ejercicio regular, sueño adecuado y descansos en el trabajo.
6. Evite el aislamiento :
   - Comparta sus experiencias con otras enfermeras, participe en grupos de apoyo o en talleres de bienestar para profesionales sanitarios.
7. Formación continua :
   - Los seminarios y talleres sobre gestión del estrés, resiliencia o meditación pueden ofrecer herramientas para mejorar la salud mental.
8. Recuerde por qué :
   - Recordarse regularmente por qué eligió esta profesión puede ayudarle a volver a conectar con su pasión y a encontrar el sentido incluso en los momentos difíciles.
9. Crear un entorno de trabajo saludable :
   - Colabore con sus colegas y la dirección para crear un entorno de trabajo positivo que favorezca el bienestar de los empleados.
10. Tomar vacaciones :
   - Es importante tomarse vacaciones y días libres para recargar las pilas, lejos de las responsabilidades profesionales.
11. Evite la automedicación :
   - Algunas personas pueden sentir la tentación de consumir alcohol, medicamentos u otras sustancias para controlar el estrés. Estas soluciones temporales pueden empeorar los problemas a largo plazo.
12. Buscar supervisión o tutoría :
   - Tener un mentor o un supervisor con quien discutir los retos profesionales puede proporcionar una visión y un consejo valiosos.

La salud mental es tan importante como la física, especialmente en una profesión tan exigente como la enfermería. Dedicar tiempo a cuidarse, buscar apoyo y establecer rutinas saludables son pasos esenciales para garantizar una carrera larga, satisfactoria y beneficiosa tanto para las enfermeras como para sus pacientes.

Capítulo 8

ÉTICA
EN
UROLOGÍA

Dilemas éticos comunes en urología

La urología, como otras ramas de la medicina, se enfrenta a menudo a retos éticos. Estos retos llegan al corazón de la medicina, entrelazándose con las convicciones personales, los avances tecnológicos, las expectativas de los pacientes y las directrices médicas. Los dilemas éticos son omnipresentes, ya que la medicina moderna amplía constantemente los límites de lo posible, poniendo en tela de juicio lo que es realmente deseable o moral.

Tomemos, por ejemplo, la cuestión de la cirugía en niños intersexuales. Históricamente, se han llevado a cabo numerosos procedimientos en la primera infancia para asignar un sexo "normal" a estos niños. Sin embargo, estas operaciones, a menudo irreversibles, están siendo cuestionadas en la actualidad. ¿Es ético tomar una decisión de este tipo por un niño, a menudo sin urgencia médica inmediata, antes de que pueda expresar su propio sentido de la identidad de género o dar su consentimiento?

Otra cuestión espinosa es el tratamiento de la disfunción eréctil o la incontinencia en pacientes ancianos o gravemente enfermos. En una sociedad que valora la juventud y la vitalidad, puede resultar difícil sopesar los beneficios de mejorar la calidad de vida frente a los riesgos potenciales de una intervención en un paciente frágil. ¿Deben fomentarse estos tratamientos por el bienestar psicológico del paciente, o debemos ser más cautos, teniendo en cuenta la edad y el estado general del paciente?

El trasplante de riñón también es fuente de dilemas éticos. ¿Quién debe tener prioridad en la lista de espera? ¿Cómo equilibrar la edad, la gravedad de la enfermedad, el estilo de vida y otros factores a la hora de tomar una decisión ética? ¿Y cómo debe gestionarse la donación de riñón en vida, en la que las cuestiones emocionales y relacionales pueden complicar aún más las consideraciones médicas?

Del mismo modo, la proliferación de pruebas genéticas en el ámbito urológico, que permiten predecir el riesgo de cáncer u otras enfermedades, abre la puerta a cuestiones éticas sobre la información que debe darse, la confidencialidad y las decisiones profilácticas que pueden derivarse.

Y por último, en el centro de todos estos dilemas está la relación entre médico y paciente. ¿Hasta dónde debe llegar un médico para respetar los deseos de su paciente, aunque no los comparta? ¿Cómo navegar entre la autonomía del paciente, la obligación de no hacer daño y el deseo de hacer lo correcto?

La urología, con su combinación única de preocupaciones médicas y profundas cuestiones personales, ofrece una ventana a los retos éticos más acuciantes de nuestro tiempo. Nos recuerda que, mientras la ciencia y la tecnología siguen avanzando a una velocidad vertiginosa, nuestra capacidad para pensar de forma crítica y compasiva sobre sus implicaciones es más importante que nunca.

Confidencialidad y consentimiento informado

En medicina, la confidencialidad y el consentimiento informado son dos principios éticos fundamentales que garantizan el respeto y la protección de los derechos de los pacientes. Estos principios reflejan no sólo las obligaciones legales, sino también la confianza que los pacientes depositan en sus cuidadores, una confianza que es crucial para una relación terapéutica eficaz.

La confidencialidad garantiza que la información personal y médica de un paciente sólo se compartirá con los profesionales sanitarios directamente implicados en su atención, a menos que el paciente dé su consentimiento o la ley lo exija. Esto protege la intimidad de los pacientes, pero también es una cuestión de dignidad y respeto. En urología, donde a menudo se tratan temas íntimos y potencialmente embarazosos, la confidencialidad es aún más esencial. Los pacientes necesitan saber que pueden hablar abiertamente sin temor a que su información se divulgue de forma inapropiada.

El consentimiento informado es el proceso por el que un médico informa al paciente de todas las opciones de tratamiento disponibles, sus beneficios, riesgos y consecuencias. Esto permite al paciente tomar una decisión informada sobre el curso de acción a seguir. El médico debe asegurarse de que el paciente ha comprendido toda esta información y ha tenido la oportunidad de hacer preguntas. En el campo de la urología, donde las intervenciones quirúrgicas, los tratamientos farmacológicos y otros procedimientos pueden tener consecuencias importantes, la obtención del consentimiento informado es crucial. Garantiza que los pacientes participen plenamente en sus cuidados, lo que puede repercutir positivamente en el cumplimiento del tratamiento y en los resultados clínicos.

La importancia de estos dos principios se ve reforzada por su interconexión. Sin confidencialidad, un paciente puede ser reacio a compartir información esencial, comprometiendo así su propia seguridad y el proceso de consentimiento informado. Y sin consentimiento informado, un paciente puede sentirse traicionado porque se ha llevado a cabo una intervención sin su plena comprensión o acuerdo.

Al respetar tanto la confidencialidad como el consentimiento informado, los profesionales sanitarios, y los urólogos en particular, no sólo cumplen con sus obligaciones éticas y legales, sino que también refuerzan el sagrado vínculo de confianza que les une a sus pacientes. Es en este espíritu de respeto mutuo y colaboración donde la medicina alcanza su máximo potencial, ofreciendo una atención que es a la vez solidaria y eficaz.

El final de la vida y la toma de decisiones en urología

El final de la vida es un momento delicado y emotivo para todas las personas, sus familias y sus cuidadores. En el campo de la urología, el final de la vida suele estar ligado a patologías avanzadas como el cáncer de vejiga, riñón o próstata, pero también puede implicar otras afecciones urológicas crónicas y complejas. La toma de decisiones durante este periodo es especialmente importante, ya que debe garantizar un enfoque centrado en el paciente que preserve su dignidad y comodidad.

El primer reto al que se enfrentan los urólogos y sus equipos es identificar el momento adecuado para orientar las conversaciones hacia unos cuidados paliativos en lugar de curativos. Esto requiere una evaluación rigurosa no sólo de la enfermedad y el pronóstico, sino también de los deseos y valores del paciente. La comunicación abierta y honesta es esencial. Los pacientes deben ser informados sobre el posible curso de su enfermedad, los tratamientos disponibles y sus ventajas e inconvenientes.

Sin embargo, la toma de decisiones no se limita a la elección del tratamiento. También incluye consideraciones sobre la calidad de vida, las preferencias del paciente en cuanto al lugar de atención (por ejemplo, en casa o en un centro de cuidados paliativos) y el debate sobre las voluntades anticipadas o las órdenes de no resucitar. Para muchos, el alivio del dolor y el confort tienen prioridad sobre las intervenciones médicas agresivas.

Otro aspecto crucial es el apoyo emocional y psicológico. Los pacientes pueden experimentar una serie de emociones, desde el miedo y la ira hasta la depresión y la aceptación. Es posible que necesiten ayuda para afrontar cuestiones no resueltas, expresar sus deseos para sus últimos días o hablar de sus temores sobre la muerte y las secuelas. Las familias, por su parte, pueden necesitar apoyo para afrontar el duelo inminente y comprender las decisiones médicas.

Los equipos urológicos también son responsables de trabajar en colaboración con otros especialistas, como oncólogos, anestesistas, psicólogos o equipos de cuidados paliativos, para garantizar una atención integral y holística a los pacientes al final de la vida.

La toma de decisiones urológicas al final de la vida es un proceso complejo, multidimensional y profundamente humano. Requiere compasión, habilidad, comunicación y, sobre todo, respeto por el deseo del paciente de vivir sus últimos momentos con dignidad y comodidad. Los urólogos desempeñan un papel central en este proceso, actuando como médicos, asesores y defensores de sus pacientes.

Capítulo 9

HABILIDADES INTERPROFESIONALES

Trabajar con urólogos:
La necesidad de sinergia

El mundo de la medicina es un lugar de interacción constante, en el que cada especialista contribuye al bienestar del paciente. En un servicio de urología, esta colaboración adopta la forma de una relación especial entre la enfermera y el urólogo. Juntos forman un equipo cuya sinergia es esencial para un cuidado óptimo del paciente.

Los urólogos son expertos en las patologías del tracto urinario y genital. Realizan diagnósticos, deciden las intervenciones quirúrgicas y determinan los tratamientos que deben administrarse. Sin embargo, esta pericia médica, aunque crucial, no puede ser plenamente eficaz sin la presencia de la **enfermera**.

La **enfermera de urología** es el enlace entre el paciente y el urólogo. Son la primera línea de observación para detectar signos de complicaciones, cambios en el estado del paciente o los efectos secundarios del tratamiento. Debido a su contacto diario con el paciente, suelen estar en la mejor posición para evaluar su bienestar general, tanto físico como emocional.

Esta colaboración entre el urólogo y la enfermera no se limita al intercambio de información clínica. Juntos discuten las mejores estrategias de tratamiento, comparten sus observaciones y ajustan los cuidados en consecuencia. La enfermera también aporta una perspectiva única sobre la experiencia, las preocupaciones, los miedos y las esperanzas del paciente, una información esencial para una atención holística.

Trabajar en estrecha colaboración también permite una **formación continua mutua**. El enfermero puede beneficiarse de los conocimientos médicos del urólogo para perfeccionar sus habilidades, mientras que el urólogo puede aprender técnicas específicas de cuidados o cómo gestionar las reacciones del paciente gracias a la experiencia del enfermero.

Pero esta sinergia va más allá de la simple relación binaria entre urólogo y enfermera. Se extiende a todo el equipo asistencial: auxiliares de enfermería, fisioterapeutas, psicólogos, anestesistas, etc. Cada miembro aporta su propio valor añadido, y es en esta puesta en común de competencias donde reside la verdadera fuerza del servicio de urología.

Trabajar con urólogos no es simplemente una necesidad funcional; es una alianza, una cooperación en la que cada uno, con sus conocimientos y experiencia, contribuye a ofrecer al paciente los mejores cuidados posibles. En esta danza compleja y exigente que es la medicina, la sinergia entre la enfermera y el urólogo es un paso armonioso hacia la excelencia.

Trabajar juntos
con otras especialidades médicas

Aunque la urología es una especialidad distinta y en profundidad, no existe en el vacío. Debido a la naturaleza interconectada del cuerpo humano, las patologías urológicas pueden influir o verse influidas por otros sistemas y órganos. Por ello, el tratamiento eficaz de un paciente de urología requiere a menudo una estrecha colaboración con otros especialistas médicos.

1. Nefrología: Esta especialidad se centra en los riñones, que desempeñan un papel fundamental en el sistema urinario. Los nefrólogos tratan las enfermedades renales que pueden provocar complicaciones urológicas. Por lo tanto, la interacción entre urólogos y nefrólogos es esencial para el tratamiento global de las enfermedades renales.

2. Oncología: Dado que muchos cánceres pueden afectar al sistema urológico (próstata, vejiga, riñón, etc.), el urólogo colabora estrechamente con el oncólogo para desarrollar y aplicar un plan de tratamiento adaptado a cada paciente.

3. Radiología: Tanto en el diagnóstico como en el seguimiento de la patología urológica, el urólogo se apoya a menudo en la experiencia del radiólogo. Las técnicas de imagen como la ecografía, el TAC o la resonancia magnética son herramientas inestimables para visualizar las estructuras internas y evaluar la naturaleza y el alcance de una anomalía.

4. Ginecología: Los problemas urológicos pueden repercutir a menudo en la salud reproductiva y viceversa. Afecciones como las fístulas o los prolapsos requieren un tratamiento conjunto por parte del urólogo y el ginecólogo.

5. Endocrinología: En casos como la disfunción eréctil, en los que un desequilibrio hormonal puede ser un factor, el urólogo puede consultar a un endocrinólogo para obtener una perspectiva más completa.

6. Anestesiología: Antes de cualquier operación quirúrgica, es esencial una evaluación preoperatoria por parte del anestesista. Esta colaboración garantiza la seguridad del paciente durante la operación.

7. Psicología/Psiquiatría: Las afecciones urológicas, sobre todo las que repercuten en la calidad de vida, también pueden afectar a la salud mental del paciente. Trabajar con un psicólogo o psiquiatra puede ayudar a abordar los aspectos emocionales o psicológicos de las afecciones urológicas.

En resumen, aunque la urología es una especialidad médica por derecho propio, no puede funcionar de forma aislada. La complejidad de las patologías y los tratamientos requiere un enfoque multidisciplinar. Esta colaboración entre distintas especialidades garantiza que los pacientes reciban una atención integral, en la que cada aspecto de su salud se tiene en cuenta y se trata con la máxima atención.

Comunicarse eficazmente con técnicos, auxiliares de enfermería y asistentes médicos

La comunicación es uno de los pilares fundamentales del éxito de la atención médica. En el servicio de urología, donde cada paciente es un caso único con necesidades específicas, es esencial una comunicación clara y eficaz. La enfermera, en la encrucijada de muchos intercambios, debe interactuar con varios profesionales sanitarios para garantizar la mejor atención posible.

1. Con técnicos en imagen médica :
- **Defina claramente el objetivo del examen**: ¿Qué intentamos visualizar o excluir?
- **Transmita toda la información pertinente**: Informe sobre el historial del paciente, cualquier alergia o cualquier característica especial que deba tenerse en cuenta durante el examen.
- **Obtención e interpretación de los resultados**: Una vez finalizado el examen, obtenga una explicación detallada de los resultados para incluirla en el expediente del paciente.

2. Con auxiliares de cuidados :
- **Aclare las necesidades del paciente**: Algunos pacientes pueden tener necesidades específicas en cuanto a higiene o movilidad.
- **Compartir observaciones**: El auxiliar asistencial suele ser el primero en darse cuenta de los cambios

en el estado de salud o el comportamiento del paciente. Un intercambio regular de observaciones es esencial.

- **Definir rutinas**: Comunicar los hábitos y preferencias del paciente facilita su gestión diaria.

3. Con asistentes médicos :

- **Coordinar las citas**: Garantizar que el paciente recibe la atención adecuada en el momento oportuno.
- **Transmitir la información médica pertinente**: El historial, las alergias, la medicación actual y las recomendaciones del médico deben compartirse claramente.
- **Optimizar la logística**: los auxiliares médicos desempeñan un papel crucial en la gestión de los historiales, la adquisición de suministros y la coordinación de la asistencia.

Consejos generales para una comunicación eficaz :

- **Escuchar activamente**: Dedicar tiempo a escuchar proporciona información valiosa y genera confianza.
- **Utilice un lenguaje claro**: evite la jerga médica cuando no sea necesario.
- **Establezca reuniones periódicas**: Las reuniones periódicas garantizan que todo el mundo esté en la misma longitud de onda.
- **Utilice herramientas de comunicación modernas**: los sistemas informatizados, las aplicaciones dedicadas o incluso la mensajería instantánea pueden facilitar los intercambios.
- **Dar y recibir retroalimentación**: La comunicación debe ser bidireccional. Es esencial animar a los miembros del equipo a que compartan sus observaciones y aporten sus comentarios.

Las enfermeras desempeñan un papel esencial en el centro de esta dinámica. Al asegurar una comunicación fluida y continua con los distintos profesionales sanitarios, contribuyen a optimizar los cuidados ofrecidos a los pacientes, refuerzan la cohesión del equipo y garantizan la seguridad y el bienestar del paciente en todas las etapas de su atención.

Capítulo 10

UROLOGÍA PEDIÁTRICA

Diferencias anatómicas y fisiología en los niños

El sistema urológico del niño difiere notablemente del del adulto, no sólo anatómica sino también fisiológicamente. Estas distinciones tienen implicaciones directas en la gestión clínica de la urología pediátrica.

1. Anatomía del aparato urinario en los niños :
   * **Tamaño y posición de los riñones:** Los riñones de un recién nacido o un niño son relativamente más grandes en proporción a su tamaño corporal que los de un adulto. También se encuentran en una posición más baja y se desplazan hacia arriba a medida que el niño crece.
   * **Forma del riñón:** En los fetos y recién nacidos, el riñón tiene forma lobulada, que disminuye gradualmente hasta volverse liso hacia los 5 ó 6 años.
   * **Uréteres: Los** uréteres de los niños son proporcionalmente más cortos, lo que puede aumentar el riesgo de reflujo vesico-ureteral, una afección en la que la orina retrocede desde la vejiga hasta los riñones.
   * **Vejiga:** La vejiga de un niño está más arriba en el abdomen que la de un adulto y desciende gradualmente con la edad. También tiene una capacidad menor.
2. Fisiología renal y del tracto urinario en niños :
   * **Filtración glomerular: La** función renal, medida por la tasa de filtración glomerular (TFG), es reducida en los recién nacidos. Alcanza valores adultos alrededor de la edad de 1 a 2 años.
   * **Concentración de la orina:** Los riñones de los recién nacidos tienen una capacidad limitada para concentrar la orina. Esta capacidad mejora con la edad, permitiendo una mejor regulación del equilibrio hídrico.

- **Equilibrio electrolítico:** Los riñones de los niños son menos eficaces a la hora de regular los electrolitos, lo que les hace más susceptibles a los desequilibrios electrolíticos.
- **Control de la vejiga:** La continencia urinaria cambia con la edad. Los niños pequeños no tienen un control completo de la micción, que generalmente se desarrolla entre los 2 y los 4 años.

3. Implicaciones clínicas :
- **Infecciones del tracto urinario: Las** características anatómicas y fisiológicas de los niños pueden hacerlos más susceptibles a las infecciones del tracto urinario.
- **Anomalías congénitas:** Algunos problemas urológicos, como las válvulas uretrales posteriores o las anomalías renales, son específicos de la población pediátrica.
- **Tratamientos:** Los fármacos y procedimientos urológicos deben adaptarse a la anatomía y fisiología de los niños, prestando especial atención a la dosificación y a las técnicas quirúrgicas.

El tratamiento urológico de los niños requiere un conocimiento profundo de estas diferencias para garantizar un diagnóstico preciso, un tratamiento adecuado y una recuperación óptima. También requiere un enfoque específico, que tenga en cuenta los aspectos emocionales y psicológicos asociados a esta población.

Patologías urológicas comunes en niños

La urología pediátrica es un campo específico que se ocupa de los trastornos urológicos de los niños. Las patologías urológicas frecuentes en los niños difieren a veces de las observadas en los adultos, tanto en su naturaleza como en la forma de tratarlas. He aquí una visión general de estas afecciones:

1. Infecciones del tracto urinario (ITU) :
   - Estas infecciones son frecuentes en los niños, sobre todo en las niñas.
   - Los síntomas varían: fiebre, irritabilidad, dolor abdominal, micción frecuente.
   - Se presta especial atención a la detección del reflujo vesico-ureteral, una afección en la que la orina retrocede de la vejiga a los riñones, lo que puede causar infecciones urinarias recurrentes.
2. Reflujo vesico-ureteral (RVU) :
   - Se trata de un retorno anormal de la orina de la vejiga a los uréteres y, finalmente, a los riñones.
   - Puede provocar infecciones repetidas y dañar los riñones.
   - El tratamiento puede ser médico o quirúrgico, dependiendo de la gravedad de la afección.
3. Hipospadias :
   - Afección congénita en la que la abertura de la uretra se encuentra en la parte inferior del pene en lugar de en la punta.
   - A menudo requiere cirugía para reposicionar la abertura de la uretra.
4. Criptorquidia (testículo no descendido) :
   - Cuando uno o ambos testículos no descienden al escroto antes del nacimiento.
   - Puede tratarse quirúrgicamente, normalmente antes de los 2 años.
5. Válvulas de la uretra posterior :
   - Anomalía congénita en la que las válvulas de la uretra impiden el flujo normal de orina, provocando la dilatación de las vías urinarias.
   - Puede provocar daños renales si no se trata.
   - La cirugía es el tratamiento habitual.

6. Síndrome de la unión pieloureteral :
   - Obstrucción en la unión entre el riñón y el uréter, que provoca la dilatación de la pelvis renal.
   - Puede causar dolor, infección y daños renales.
   - El tratamiento suele ser quirúrgico.
7. Enuresis nocturna :
   - Evacuación involuntaria de orina durante el sueño, frecuente en niños, especialmente menores de 7 años.
   - Hay varias causas posibles: retraso en la madurez de la vejiga, aumento de la producción de orina por la noche, sueño profundo.
   - El tratamiento incluye cambios de comportamiento, medicación y, a veces, alarmas de enuresis.
8. Hernia inguinal e hidrocele :
   - Una hernia inguinal se produce cuando parte del intestino penetra en el canal inguinal.
   - Un hidrocele es una acumulación de líquido alrededor del testículo.
   - Ambos pueden requerir cirugía.
9. Tumores renales :
   - Aunque poco frecuentes, los tumores renales como el nefroblastoma o el tumor de Wilms pueden darse en niños.
   - El tratamiento depende del tamaño, la localización y el tipo de tumor.

Estas patologías, entre otras, requieren un tratamiento específico. La detección precoz y la intervención adecuada son esenciales para garantizar el mejor resultado posible para el niño.

Atención emocional
y psicológicos del paciente joven

Cuando un niño se enfrenta a problemas médicos, en particular a patologías urológicas, el impacto suele ir más allá de lo físico. Las implicaciones emocionales y psicológicas son profundas, tanto para el niño como para su familia. La atención holística debe incluir estas dimensiones para ofrecer un apoyo integral al paciente.

1. Comprender el miedo y la ansiedad :
   * **Reconocimiento: Es** posible que los niños no expresen su ansiedad con claridad. Estar alerta a signos sutiles como la agitación, los trastornos del sueño o los cambios de comportamiento es crucial.
   * **Información:** Explicar los procedimientos médicos de forma adecuada a la edad puede reducir el miedo a lo desconocido. Utilice términos sencillos, juguetes o dibujos para ayudar a explicar.
2. Estímulo y refuerzo positivo :
   * Los niños responden bien a los ánimos. Recordarles su valentía o recompensarles tras un procedimiento difícil puede ayudar a aumentar su confianza.
3. Apoyo familiar :
   * Implique activamente a la familia en los cuidados, ya que desempeñan un papel fundamental en el apoyo emocional del niño.
   * Proporcione a los padres información y recursos que les ayuden a comprender y gestionar la situación.
4. Zonas adaptadas a los niños :
   * El entorno de un hospital puede resultar intimidatorio. Disponer de espacios coloridos, divertidos y adecuados para los niños puede ayudar a reducir el estrés.
5. Integrar la distracción :
   * Utilizar distracciones como libros, juegos, música o vídeos puede ser una forma eficaz de reducir la

ansiedad antes o durante los procedimientos médicos.

6. Acceso a un psicólogo o terapeuta especializado :
   - En situaciones más complejas o prolongadas, la intervención de un especialista formado en atención psicológica infantil puede resultar beneficiosa.

7. Grupos de apoyo :
   - Únase a grupos de apoyo donde los niños y sus familias puedan compartir sus experiencias y emociones con otras personas en situaciones similares.

8. Seguimiento posterior al tratamiento :
   - Una vez finalizado el tratamiento, haga un seguimiento para detectar y gestionar cualquier secuela psicológica, como el estrés postraumático.

9. Educación y autonomía :
   - Anime a los niños mayores a asumir un papel activo en su propio cuidado, informándoles y educándoles. Esto puede reforzar su sentido de la autonomía y mejorar su autoestima.

La atención emocional y psicológica de un paciente joven no es una opción, sino una necesidad. Desempeña un papel decisivo en la recuperación del niño y en su capacidad para afrontar futuros retos.

Trabajar con los padres o tutores

En el periplo médico de un niño, los padres o tutores son mucho más que meros espectadores. Son los primeros defensores, los principales cuidadores y, a menudo, los intérpretes de los dolores y molestias de su hijo. Su papel es tan intrínseco que cualquier intervención médica no puede ser plenamente eficaz sin su participación y colaboración activas.

Desde las primeras fases del diagnóstico, es esencial establecer una relación de confianza con los padres. Ante lo desconocido de una situación médica, los padres pueden sentirse abrumados por el miedo, la ansiedad o la culpa. Escuchar con empatía sus preocupaciones, asegurarles la calidad de los cuidados que recibirá su hijo y proporcionarles información clara y comprensible son pasos cruciales para generar esta confianza.

Los padres suelen ser los ojos y oídos de médicos y enfermeras cuando se trata de describir los síntomas, hábitos y reacciones de su hijo. Por eso es vital fomentar una comunicación abierta, en la que se sientan cómodos compartiendo cada detalle, por pequeño que sea. Es esta información la que a veces puede ayudar a afinar un diagnóstico, ajustar un tratamiento o anticipar una reacción.

A lo largo del tratamiento, la colaboración continua con los padres es esencial. Implicarles activamente en los cuidados, ya sea enseñándoles ciertas técnicas de atención domiciliaria o informándoles sobre los fármacos y sus efectos secundarios, no sólo puede mejorar la eficacia del tratamiento, sino también hacerles más autónomos y confiados en el cuidado de su hijo.

La colaboración no termina en el hospital o en la consulta del médico. Las citas de seguimiento, la rehabilitación y cualquier repercusión psicológica pueden continuar mucho tiempo después. Garantizar una transición suave al hogar, con los recursos adecuados y un apoyo continuo, asegura que el niño y su familia estén preparados para afrontar futuros retos.

Por último, es esencial reconocer y valorar el papel de los padres como socios de pleno derecho en el proceso de atención. Su amor incondicional, su apoyo y su devoción por su hijo pueden marcar una verdadera diferencia en la recuperación. Trabajar estrechamente con ellos no sólo garantiza una mejor atención médica para el niño, sino que también refuerza la estructura de apoyo que les rodea, que es igual de vital para su bienestar general.

Capítulo 11

UROLOGÍA
EN LA
MUJER

Características anatómicas específicas y fisiológico

La urología es una compleja y amplia disciplina médica dedicada al estudio, diagnóstico y tratamiento de las afecciones que afectan al tracto urinario. Aunque los principales órganos implicados en el tracto urinario permanecen constantes para todo el mundo, existen variaciones significativas en su estructura y funcionamiento entre distintas edades, sexos y, a veces, incluso individuos. Es comprendiendo estos matices como los profesionales sanitarios pueden ofrecer a cada paciente una atención adecuada y eficaz.

1. Diferencias de género :
Hombres:

- La próstata, una glándula específica de los hombres, desempeña un papel central en la urología. Produce un líquido que nutre y protege a los espermatozoides.
- La uretra masculina es más larga y atraviesa la próstata, lo que hace a los hombres menos susceptibles a las infecciones del tracto urinario, pero potencialmente más expuestos a las enfermedades de la próstata.

Mujeres :

- Las mujeres tienen unas estructuras llamadas ovarios y trompas de Falopio, que no intervienen directamente en la excreción urinaria pero están situadas cerca de las vías urinarias.
- La uretra femenina es más corta, lo que puede hacer que las mujeres sean más susceptibles a las infecciones del tracto urinario.

2. De la infancia a la edad adulta :
Hijos :
- Los riñones de los recién nacidos son relativamente más grandes que su tamaño corporal y maduran durante los primeros años de vida.
- Las funciones renales de los bebés aún están en desarrollo, lo que influye en la concentración y el volumen de orina.

Adultos :
- En la edad adulta, los riñones alcanzan su plena capacidad funcional, pero esta capacidad puede empezar a disminuir a partir de los cuarenta, o incluso antes en caso de enfermedades concomitantes.

3. Variabilidad individual :
- Aunque los principales órganos del tracto urinario son universales, su tamaño, forma y posición pueden variar de una persona a otra.
- Algunos individuos pueden presentar anomalías congénitas, como riñones fusionados o un riñón pélvico.

4. Fisiología :
- La capacidad de filtración de los riñones, su capacidad para concentrar o diluir la orina y la secreción de hormonas reguladoras como la renina y la eritropoyetina varían en función de la edad, el estado de salud y otros factores.

La anatomía y la fisiología de las vías urinarias no son estáticas. Presentan especificidades y matices que requieren una atención particular en urología. Teniendo en cuenta estas especificidades, las intervenciones, los tratamientos y los cuidados pueden adaptarse para satisfacer mejor las necesidades de cada paciente.

Gestión infecciones urinarias recurrentes

Las infecciones del tracto urinario, o cistitis, afectan con frecuencia a la población en general, sobre todo a las mujeres. Cuando reaparecen repetidamente, las llamadas infecciones urinarias recurrentes, pueden convertirse en una fuente de estrés, malestar y ansiedad para la paciente. El tratamiento adecuado de estas infecciones requiere un enfoque integral, desde la prevención hasta el tratamiento apropiado.

1. Entender las causas:
Antes de poder tratar eficazmente las infecciones urinarias recurrentes, es esencial identificar la causa. Entre los factores comunes se incluyen:
  * Anomalías anatómicas de las vías urinarias.
  * Retención de orina.
  * Relaciones sexuales frecuentes o ciertas técnicas anticonceptivas.
  * Cambios hormonales, sobre todo después de la menopausia en las mujeres.
  * Uso frecuente de catéteres.
  * Debilitamiento del sistema inmunológico.

2. Prevención y hábitos de vida:
Varias medidas pueden ayudar a reducir el riesgo de infecciones urinarias:
  * Beba suficiente agua para ayudar a limpiar el sistema urinario.
  * Orine con regularidad y evite retener la orina.
  * Orinar antes y después del coito.
  * Mantenga una buena higiene íntima, evitando los productos irritantes.
  * En mujeres posmenopáusicas, comente con su médico la posible utilidad de los estrógenos tópicos.

3. Enfoques terapéuticos:
- **Tratamiento antibiótico:** Generalmente se prescribe como tratamiento de primera línea. Para los casos recurrentes, puede considerarse un tratamiento profiláctico a largo plazo.
- **Terapias alternativas:** Pueden recomendarse probióticos como los lactobacilos para restablecer la flora vaginal. También se han sugerido ciertos suplementos a base de arándanos para prevenir las recidivas, aunque los estudios son contradictorios en cuanto a su eficacia.

4. Seguimiento y evaluación regulares:

Los pacientes con infecciones urinarias recurrentes deben ser controlados regularmente. Puede ser necesario un análisis de orina, o incluso un urocultivo, para determinar la eficacia del tratamiento actual y ajustar el plan de cuidados en consecuencia.

5. Sensibilización y educación:

Educar a los pacientes sobre los síntomas a los que deben estar atentos y la importancia de buscar ayuda rápidamente en caso de recaída es vital. Cuanto antes se trate una infección, más probabilidades habrá de que se resuelva sin complicaciones.

El tratamiento de las infecciones urinarias recurrentes es un reto tanto para los profesionales sanitarios como para los pacientes. Sin embargo, con un enfoque integral que abarque la prevención, el tratamiento adecuado y un seguimiento regular, es posible proporcionar un alivio significativo y mejorar la calidad de vida de los afectados.

La incontinencia urinaria y su tratamiento en la mujer

La incontinencia urinaria en las mujeres es un tema delicado que afecta a una proporción significativa de la población femenina en distintos momentos de su vida. Aunque es frecuente, esta afección suele estar infradiagnosticada debido a la vergüenza y el estigma que conlleva. Es crucial conocer las distintas formas de incontinencia urinaria y las opciones de tratamiento disponibles para ayudar a estas mujeres a recuperar su calidad de vida.

1. Comprender la incontinencia urinaria:
La incontinencia urinaria se define como la pérdida involuntaria de orina. Existen dos tipos principales de incontinencia:

- **Incontinencia urinaria de esfuerzo (IUE)**: Se produce cuando hay un aumento de la presión intraabdominal, como al estornudar, reír o hacer ejercicio.
- **Incontinencia urinaria de urgencia (UUI): Se** caracteriza por una necesidad repentina e incontrolable de orinar.
- **Incontinencia mixta**: Combina los síntomas de los dos tipos anteriores.

2. Factores de riesgo:
Varios factores pueden aumentar el riesgo de incontinencia urinaria en las mujeres:

- Embarazo y parto.
- Menopausia y reducción de los niveles de estrógenos.
- Cirugía pélvica.
- Obesidad.
- Trastornos neurológicos.
- Edad avanzada.

3. Diagnóstico de la incontinencia urinaria:
El diagnóstico es esencialmente clínico. Para una evaluación completa puede ser necesario un historial detallado, un examen clínico, pruebas urodinámicas y, en ocasiones, una cistoscopia.

4. Opciones de tratamiento:

- **Rehabilitación perineal y fisioterapia: los** ejercicios de Kegel, por ejemplo, fortalecen los músculos del suelo pélvico, reduciendo así los síntomas de la IUE.
- **Medicación:** Ciertos medicamentos, como los anticolinérgicos o los agonistas beta-3, pueden ser eficaces, sobre todo para la IIU.
- **Dispositivos médicos:** Los pesarios, por ejemplo, pueden insertarse en la vagina para sostener la vejiga y reducir las pérdidas.
- **Intervenciones quirúrgicas:** Las opciones quirúrgicas incluyen el vendaje suburetral, la neuromodulación de la raíz sacra o la cirugía de colposuspensión.
- **Estrategias conductuales: La** modificación de la ingesta de líquidos, el "entrenamiento de la vejiga" o el aprendizaje de técnicas de vaciado retardado pueden ayudar a controlar la IUI.

5. Gestión cotidiana:
- Uso de protección absorbente específica.
- Planificación de las visitas a los aseos.
- Evite las bebidas que irritan la vejiga, como la cafeína y el alcohol.

La incontinencia urinaria en las mujeres no es inevitable. Existen muchas opciones de tratamiento para ayudar a las mujeres a volver a una vida normal y a sentirse seguras de sí mismas. La comunicación abierta con los profesionales sanitarios y la búsqueda de información adecuada son esenciales para tomar decisiones informadas y adaptadas a cada situación.

Capítulo 12

GESTIÓN
DE LAS
URGENCIAS
UROLÓGICAS

Situaciones de emergencia comunes en urología

La urología, al igual que otras especialidades médicas, tiene su cuota de urgencias. Estos episodios requieren una intervención rápida para evitar complicaciones graves o incluso mortales. Comprender y reconocer estas urgencias permite una gestión eficaz y oportuna, optimizando las posibilidades de recuperación.

1. Retención aguda de orina:
Se trata de una incapacidad repentina para orinar, acompañada de molestias o dolor abdominal. Puede deberse a una obstrucción prostática, coágulos sanguíneos, medicación u otras patologías.

2. Traumatismo renal:
Las lesiones renales pueden producirse como consecuencia de accidentes de tráfico, caídas u otros traumatismos directos. Pueden provocar hemorragias internas, daños renales o la rotura de las vías urinarias.

3. Cólico renal:
Causados por la migración de cálculos renales, provocan un intenso dolor abdominal, a menudo acompañado de síntomas como náuseas, vómitos y hematuria (sangre en la orina).

4. Torsión testicular:
Se trata de una afección en la que el testículo gira sobre sí mismo, cortando el flujo sanguíneo. Si no se trata rápidamente, esta afección puede provocar necrosis y la pérdida del testículo.

5. Infecciones graves:
La pielonefritis aguda (infección renal) o la orquiepididimitis (infección de los testículos o el epidídimo) pueden presentarse con fiebre alta, dolor y signos de infección urinaria. Si no se tratan, estas infecciones pueden extenderse y convertirse en sépticas.

6. Hematuria masiva:

La presencia de grandes cantidades de sangre en la orina, a menudo debida a tumores, traumatismos o infecciones, puede provocar una obstrucción de las vías urinarias.

7. Rotura traumática de la vejiga:

Tras un traumatismo, la vejiga puede romperse, provocando una fuga de orina hacia la cavidad abdominal o peritoneal.

8. Priapismo:

Una erección prolongada y dolorosa no relacionada con la estimulación sexual, a menudo provocada por ciertas afecciones como la anemia falciforme, determinados fármacos o problemas venosos. El priapismo requiere una intervención rápida para evitar daños permanentes.

9. Obstrucción de las vías urinarias:

Los tumores, cálculos u otras patologías pueden bloquear el flujo de orina y provocar una insuficiencia renal aguda u otras complicaciones.

Las urgencias urológicas son variadas y pueden producirse en diversos entornos. Un conocimiento profundo de estas situaciones, combinado con una formación adecuada y una estrecha colaboración con los urólogos, permitirá a los profesionales sanitarios proporcionar la mejor atención posible y evitar complicaciones graves. La reactividad y la intervención rápida son a menudo la clave para gestionar eficazmente estas situaciones de emergencia.

Evaluación y toma de decisiones rápidas

En el ámbito médico, y en particular en el de la urología, la evaluación y la toma de decisiones rápidas pueden, literalmente, salvar vidas o evitar daños irreversibles. Las situaciones de emergencia requieren habilidades especializadas para reconocer rápidamente un problema, evaluar su gravedad y decidir la mejor forma de actuar.

1. La importancia de la primera impresión:
Nada más llegar un paciente, su aspecto general, su forma de andar, su nivel de dolor o ansiedad pueden dar pistas valiosas sobre la gravedad de su estado.

2. Toma rápida de la historia:
Saber si un paciente tiene antecedentes de afecciones urológicas, cirugía o medicación puede ayudar a localizar rápidamente la causa de una urgencia.

3. Exploración física dirigida:
Dependiendo de la presentación de la paciente, un examen específico, como la palpación del abdomen, el examen de los genitales o la inspección de la región lumbar, puede proporcionar información esencial.

4. El uso juicioso de los diagnósticos rápidos:
Pruebas como un análisis de orina, una ecografía o una tomografía computarizada (TC) pueden proporcionar rápidamente información crucial sobre afecciones como la torsión testicular, el cólico renal o la rotura de la vejiga.

5. Comunicación con otros profesionales sanitarios:
En caso de duda, una consulta rápida con un urólogo u otro especialista puede ser muy valiosa. Una discusión rápida puede conducir a la decisión correcta.

6. Conocimiento de los protocolos de emergencia:
Todos los establecimientos tienen protocolos para hacer frente a las emergencias. Conocerlos de memoria garantiza una respuesta rápida y adecuada.

7. Evaluación de riesgos:
A veces la decisión más rápida no es la mejor. Sopesar los riesgos potenciales de una intervención frente a los **beneficios es crucial.**

8. Tener en cuenta la comodidad y los deseos del paciente:
Incluso en situaciones urgentes, es esencial tener en cuenta la comodidad, los deseos y las preocupaciones del paciente a la hora de tomar decisiones.

9. Revisión posterior a la intervención:

Después de cada emergencia, dedicar un momento a analizar la situación, reflexionando sobre lo que salió bien y lo que se podría haber hecho de otra manera, nos ayuda a mejorar para situaciones futuras.

La evaluación rápida y la toma de decisiones en urología son habilidades esenciales que se perfeccionan con la experiencia, la formación continua y la estrecha colaboración con otros profesionales sanitarios. Las urgencias urológicas, por su propia naturaleza, requieren una capacidad de respuesta y un rigor constantes para ofrecer la mejor atención posible a los pacientes en apuros.

Trabajar juntos con equipos de emergencia

La urología, al igual que otras disciplinas médicas, puede requerir intervenciones de urgencia. En estos momentos críticos, la colaboración entre las enfermeras de urología y los equipos de urgencias es esencial para garantizar que los pacientes sean atendidos con rapidez, eficacia y seguridad. Se trata de un complejo ballet médico en el que cada jugador desempeña un papel decisivo.

1. Reconocimiento mutuo de competencias:

Los equipos de urgencias tienen una formación especializada para responder rápidamente a situaciones imprevistas y graves. Por su parte, los enfermeros de urología tienen profundos conocimientos de las patologías urológicas. Reconocer y respetar las competencias de cada uno favorece una colaboración armoniosa.

2. Comunicación clara y concisa:

En una situación de emergencia, el tiempo es oro. Transmitir la información esencial con claridad y rapidez evita errores y retrasos.

3. Protocolos preestablecidos:

Deben establecerse protocolos para tratar las urgencias urológicas y revisarlos periódicamente. Estas guías ofrecen un procedimiento claro, reduciendo la incertidumbre y acelerando la toma de decisiones.

4. Simulaciones y entrenamiento conjunto:

La realización de simulacros de urgencias urológicas con los equipos de urgencias permite poner a prueba y perfeccionar los protocolos, al tiempo que se refuerza la colaboración.

5. Puntos de contacto designados:

Tener personas designadas en cada equipo para comunicarse facilita el intercambio de información y reduce los malentendidos.

6. Comentarios posteriores a la intervención:

Tras una respuesta de emergencia, una sesión informativa con todas las partes implicadas puede ayudar a identificar los éxitos y las áreas susceptibles de mejora.

7. Comprensión del equipamiento:

La familiaridad con el equipo utilizado por cada equipo (ya sean herramientas de urología o equipos de emergencia) facilita la colaboración en situaciones de emergencia.

8. Respeto de las funciones y responsabilidades:

Cada miembro del equipo, ya sea enfermera de urología, médico de urgencias o técnico médico, tiene un papel específico que desempeñar. Comprender y respetar estos papeles garantiza que las operaciones se desarrollen sin problemas.

9. Apoyo emocional y psicológico:

Las situaciones de emergencia son estresantes. Ofrecer apoyo emocional y psicológico mutuo refuerza los lazos entre los equipos y mejora la capacidad de recuperación profesional.

La colaboración entre las enfermeras de urología y los equipos de urgencias es esencial para garantizar la seguridad y el bienestar de los pacientes. Esta colaboración, basada en el respeto mutuo, la comunicación eficaz y la formación conjunta, puede significar la diferencia entre la vida y la muerte en una urgencia urológica.

Capítulo 13

INVESTIGACIÓN EN UROLOGÍA

La importancia de la investigación clínica y fundamental

La urología, como todas las disciplinas médicas, evoluciona constantemente gracias a los avances de la investigación. Ya sea para profundizar en el conocimiento de los mecanismos subyacentes de las patologías o para desarrollar nuevos enfoques terapéuticos, la investigación es un pilar central del progreso médico. Dos ramas principales, la investigación clínica y la investigación fundamental, guían este desarrollo, cada una con su propia importancia.

1. Investigación fundamental: explorar las bases del conocimiento
   - **Definición: La** investigación básica se ocupa de los mecanismos elementales de los fenómenos naturales. En urología, explora temas como la genética, la biología molecular y la fisiología de los sistemas urinarios.
   - **Importancia:** Esta investigación sienta las bases teóricas que, en última instancia, conducirán a innovaciones médicas. Por ejemplo, la comprensión de los mecanismos moleculares que subyacen al desarrollo del cáncer de vejiga podría allanar el camino hacia tratamientos específicos.
2. Investigación clínica: de la teoría a la práctica
   - **Definición: La** investigación clínica evalúa la eficacia y seguridad de nuevas intervencionesya sean , fármacos, procedimientos quirúrgicos o dispositivos médicos, en pacientes.
   - **Importancia:** Permite introducir innovaciones en la práctica clínica, garantizando que estas innovaciones sean seguras y eficaces. Por ejemplo, un nuevo medicamento para tratar la incontinencia podría probarse mediante ensayos clínicos antes de ser adoptado de forma generalizada.

3. Sinergia entre investigación fundamental y clínica
  • Los descubrimientos en investigación básica suelen inspirar nuevos enfoques clínicos. A la inversa, los problemas identificados en el ámbito clínico pueden orientar las cuestiones planteadas en la investigación básica.
4. Impacto en la atención al paciente
  • Gracias a la investigación, los protocolos de tratamiento son cada vez más eficaces, reduciendo, por ejemplo, los efectos secundarios y los tiempos de hospitalización.
5. Influencia en la política sanitaria
  • Los resultados de la investigación pueden influir en las recomendaciones médicas oficiales y en las decisiones sobre el reembolso de los tratamientos.
6. Formación y educación
  • La investigación mantiene a los profesionales sanitarios a la vanguardia del conocimiento, garantizando que los pacientes se beneficien de los últimos avances.
7. Fomentar la innovación
  • La investigación crea un entorno estimulante que fomenta la innovación, atrayendo a menudo a las mentes más brillantes del sector.

La urología, apoyada en la investigación clínica y fundamental, sigue evolucionando en respuesta a las necesidades de los pacientes. Estas dos ramas de la investigación, aunque diferentes en sus enfoques, son inseparables y responsables conjuntamente de los avances médicos que vemos hoy en día. Simbolizan el compromiso perpetuo de la comunidad médica con la mejora de la calidad de vida de los pacientes.

Participar en estudios y ensayos clínicos

La participación en estudios y ensayos clínicos es una parte esencial del avance de la medicina y, en particular, del campo de la urología. Para los profesionales sanitarios, implicarse en estos estudios significa no sólo contribuir al desarrollo de su disciplina, sino también garantizar una atención óptima al paciente gracias a conocimientos y técnicas actualizados. He aquí una exploración detallada de este enfoque.

1. Comprender los ensayos clínicos :
   - **¿Qué es un ensayo clínico? Un ensayo clínico es** un estudio realizado en seres humanos para evaluar la eficacia y la seguridad de un nuevo tratamiento, técnica quirúrgica o dispositivo médico.
   - **Fases de los ensayos clínicos:** Los ensayos se clasifican generalmente en diferentes fases (I a IV), cada una con un objetivo específico, desde la seguridad de un nuevo tratamiento hasta su eficacia en comparación con los estándares actuales.
2. Motivaciones para participar :
   - **Contribuir a la ciencia:** Participar en ensayos clínicos es una forma de contribuir activamente al avance de la medicina.
   - **Acceso a nuevos tratamientos:** Los pacientes que participan en ensayos clínicos pueden beneficiarse de tratamientos innovadores aún no disponibles para el público en general.
   - **Formación continua:** Para los profesionales sanitarios, estos estudios representan una oportunidad de formación continua que les permite mantenerse a la vanguardia de su especialidad.
3. ¿Cómo puede participar?
   - **Formación y certificación:** Antes de participar en un ensayo clínico, los profesionales sanitarios suelen

tener que someterse a una formación específica y obtener una certificación.

- **Buscar oportunidades: Las** asociaciones profesionales, las universidades, los hospitales y las empresas farmacéuticas son buenas fuentes para encontrar estudios relevantes para su área de especialización.

4. Consideraciones éticas :

- **Consentimiento informado:** Es crucial asegurarse de que todos los participantes (especialmente los pacientes) entienden perfectamente los riesgos y beneficios del ensayo, y de que dan su consentimiento con pleno conocimiento de causa.
- **Confidencialidad:** La protección de los datos personales de los participantes es primordial.

5. Colaboración multidisciplinar :

- **Trabajar en equipo: Los** ensayos clínicos suelen ser el resultado del esfuerzo conjunto de varios profesionales: urólogos, enfermeras, investigadores, bioestadísticos, etcétera. Esta colaboración es esencial para el éxito del estudio.

6. Análisis y publicación :

- **Compartir los resultados: Una vez** finalizado el estudio, es esencial analizar los datos y publicarlos, para que la comunidad médica pueda beneficiarse de ellos.

Participar en estudios y ensayos clínicos en urología es a la vez una responsabilidad y un privilegio. Permite a los profesionales sanitarios estar a la vanguardia de la investigación, ofrecer la mejor atención posible a sus pacientes y contribuir activamente al desarrollo de la medicina. Sin embargo, esta participación exige rigor, integridad y un profundo compromiso con la ética médica.

Cómo mantenerse al día de los últimos avances en investigación urológica

En una disciplina tan dinámica como la urología, los avances en investigación y tratamiento son constantes. Para los profesionales sanitarios, es esencial mantenerse al día de estos avances para garantizar una atención óptima a sus pacientes. He aquí cómo pueden hacerlo.

1. Suscripciones a revistas médicas especializadas :
   - **Revistas de referencia:** Publicaciones como "The Journal of Urology", "European Urology" y "BJU International" publican regularmente artículos sobre las últimas investigaciones en urología.
   - **Acceso en línea:** Muchos periódicos ofrecen ahora acceso digital, lo que facilita la lectura periódica de los últimos artículos.
2. Participación en congresos y conferencias:
   - **Reuniones anuales: Los** congresos nacionales e internacionales, como los organizados por la Asociación Americana de Urología o la Sociedad Europea de Urología, son excelentes oportunidades para descubrir los últimos avances, asistir a ponencias y conocer a expertos.
   - **Talleres y seminarios:** Estos actos a menor escala suelen ofrecer una formación más especializada y específica sobre temas concretos.
3. Formación continua y cualificaciones :
   - Los programas de formación continua están diseñados para actualizar los conocimientos y habilidades de los profesionales. Pueden abarcar una amplia gama de temas, desde las nuevas técnicas quirúrgicas hasta los avances en el diagnóstico.
4. Colaboración con instituciones de investigación :
   - Al colaborar estrechamente con universidades o centros de investigación, los profesionales pueden mantenerse al corriente de los proyectos de

investigación en curso y de los resultados emergentes.

5. Uso de plataformas en línea :
   - **Recursos académicos:** Plataformas como PubMed proporcionan acceso a una amplia biblioteca de artículos médicos.
   - **Foros profesionales: Los** foros y grupos especializados, a menudo accesibles a través de asociaciones profesionales, ofrecen la oportunidad de debatir sobre estudios recientes y experiencias clínicas.

6. Trabajo en red con colegas :
   - Los intercambios regulares con colegas de urología pueden proporcionar información valiosa, en particular sobre estudios actuales o técnicas innovadoras.

7. Involucrarse uno mismo en la investigación :
   - Al participar activamente en la investigación, los urólogos no sólo pueden contribuir al avance de la disciplina, sino también mantenerse al corriente de las tendencias actuales.

8. Uso de los medios sociales :
   - Cada vez más profesionales sanitarios utilizan plataformas como Twitter para compartir y debatir las últimas publicaciones e innovaciones en medicina.

Mantenerse al día de los últimos avances en investigación urológica requiere un compromiso constante y una curiosidad activa. Es una inversión esencial para cualquier profesional que desee ofrecer la mejor atención a sus pacientes y contribuir al desarrollo de su campo de especialización.

Capítulo 14

PREVENCIÓN Y EDUCACIÓN EN UROLOGÍA

Programas de prevención enfermedades urológicas

La prevención de las enfermedades urológicas es una importante cuestión de salud pública. Estos programas pretenden reducir la incidencia de determinadas afecciones, mejorar la detección precoz y promover estilos de vida saludables para mantener la salud urinaria. He aquí un resumen de las principales iniciativas y enfoques adoptados en el marco de los programas de prevención.

1. Educación y sensibilización :
   * **Talleres educativos:** Organizados en hospitales, escuelas o en la comunidad, cubren los aspectos básicos de la anatomía y la fisiología urinarias, así como los comportamientos de riesgo.
   * **Campañas en los medios de comunicación:** A través de la televisión, la radio, Internet y la prensa, estas campañas sensibilizan a la población sobre la importancia del cribado y la prevención.
2. Promover la salud urinaria :
   * **Hidratación:** Beber suficiente agua es esencial para la salud de los riñones y para prevenir las infecciones del tracto urinario.
   * **Hábitos alimentarios:** Una dieta equilibrada, baja en sal y rica en fibra, ayuda a prevenir los cálculos renales y otros trastornos urológicos.
   * **Ejercicio regular:** Favorece una buena circulación sanguínea, esencial para la salud de los riñones.
3. Detección precoz :
   * **Revisiones periódicas:** Las revisiones anuales con su médico pueden incluir análisis de orina para detectar signos precoces de enfermedad.
   * **Autoexploración:** Sobre todo en el caso de los hombres, el conocimiento de las técnicas de autoexploración testicular puede ayudar a detectar signos precoces de cáncer.

4. Reducir los factores de riesgo :
   - **Combatir el tabaquismo:** Fumar es un factor de riesgo para muchas afecciones urológicas, incluido el cáncer de vejiga.
   - **Limitar el consumo de alcohol:** El consumo excesivo de alcohol puede aumentar el riesgo de enfermedad renal.
5. Promoción de la salud sexual :
   - **Uso de protección :** El uso del preservativo reduce el riesgo de infecciones y enfermedades de transmisión sexual que pueden afectar al sistema urinario.
   - **Educación sexual: Los** programas escolares y comunitarios cubren la prevención de las ITS y la salud urológica.
6. Formación para profesionales sanitarios :
   - Médicos, enfermeras y otros profesionales sanitarios reciben formación continua para mantenerse al día de las mejores prácticas de prevención.
7. Asociaciones y colaboraciones :
   - La colaboración entre hospitales, clínicas, centros educativos, ONG y gobiernos es esencial si se quieren desarrollar y aplicar programas de prevención eficaces.
8. Investigación e innovación :
   - Los estudios y la investigación siguen informando sobre las mejores prácticas en materia de prevención y pueden dar lugar a nuevos enfoques o tecnologías para prever y tratar las enfermedades urológicas.

La prevención suele ser el primer paso hacia un sistema urológico sano. Mediante una combinación de educación, cribado, promoción de comportamientos saludables y formación profesional, los programas de prevención de enfermedades urológicas desempeñan un papel esencial en la reducción de la incidencia y el impacto de estas enfermedades.

Educar a los pacientes sobre estilos de vida saludables y comportamientos de riesgo

La prevención y el tratamiento de las enfermedades urológicas no sólo implican una atención médica adecuada, sino también educar a los pacientes sobre los comportamientos que deben adoptar o evitar. Informar a los pacientes de la importancia de un estilo de vida saludable puede reducir significativamente el riesgo de enfermedad y promover una mejor calidad de vida.

1. La importancia de la hidratación :
El agua es esencial para el funcionamiento óptimo de los riñones. Ayuda a eliminar los residuos y las toxinas del organismo, previniendo la formación de cálculos renales y las infecciones del tracto urinario.
- **Consejo:** Recomiende a los pacientes que beban al menos de 1,5 a 2 litros de agua al día, o incluso más cuando haga calor o durante el ejercicio físico intenso.

2. Una dieta equilibrada :
Ciertos alimentos pueden influir en la salud urológica.
- **Consejo:** Siga una dieta rica en fibra y baja en sal y proteínas animales para reducir el riesgo de cálculos renales. Recomiende comer fruta y verdura, que son una fuente de antioxidantes buenos para la vejiga.

3. Lucha contra el tabaquismo :
Fumar puede aumentar el riesgo de cánceres urológicos, en particular el de vejiga.
- **Consejo:** Anime a los pacientes fumadores a que se apunten a programas para dejar de fumar e infórmeles de los riesgos asociados al tabaquismo.

4. Salud sexual :
Las infecciones de transmisión sexual pueden afectar al sistema urológico.

- **Consejo:** Recomiende el uso de protección durante las relaciones sexuales y recomiende pruebas de detección periódicas a las personas sexualmente activas.

5. Actividad física :

El ejercicio regular favorece una buena circulación sanguínea, lo que es bueno para los riñones, y previene la obesidad, un factor de riesgo de varias enfermedades urológicas.

- **Consejo:** Anime a los pacientes a adoptar una rutina de actividad física adaptada a su estado y necesidades.

6. Limitar el consumo de alcohol :

El alcohol puede sobrecargar los riñones y aumentar el riesgo de enfermedad renal.

- **Consejo:** Informe a las personas sobre los límites recomendados de consumo de alcohol y aconséjeles que beban con moderación.

7. Evite el estreñimiento :

El estreñimiento crónico puede aumentar la presión en la pelvis y afectar a la vejiga.

- **Consejo:** Recomiende una dieta rica en fibra y una hidratación adecuada para prevenir el estreñimiento.

Educar a los pacientes es una función central de la enfermera de urología. Proporcionando información clara y estableciendo un diálogo abierto, la enfermera puede ayudar a los pacientes a tomar decisiones informadas sobre su salud y a adoptar comportamientos que ayuden a prevenir las enfermedades urológicas.

El papel de la enfermera como educador y asesor

El enfermero de urología no sólo es un profesional sanitario que administra cuidados, sino que también es un educador y consejero para sus pacientes. Este doble papel convierte al enfermero de urología en un pilar central de la atención global, tanto curativa como preventiva.

1. El educador al servicio de la prevención :
El viejo adagio "más vale prevenir que curar" adquiere todo su significado en el papel de la enfermera.

- **Sensibilización:** Informar a los pacientes sobre los riesgos asociados a determinados comportamientos, como el tabaquismo o una dieta inadecuada, es crucial para prevenir las enfermedades urológicas.
- **Formación:** Las enfermeras también enseñan a los pacientes cómo administrar ciertos medicamentos, cómo autocontrolarse o cómo cuidar una herida postoperatoria.
- **Aprendizaje: A través de** talleres, folletos o debates, la enfermera proporciona a los pacientes las herramientas que necesitan para comprender su patología y el tratamiento asociado.

2. El asesor que escucha a sus pacientes :
Las enfermeras son a menudo el primer punto de contacto para los pacientes. Su estrecha relación con los pacientes las convierte en un asesor ideal.

- **Apoyo emocional**: Ante una enfermedad o una intervención quirúrgica, los pacientes pueden sentirse ansiosos o inseguros. La enfermera les tranquiliza, les escucha y les ofrece apoyo psicológico.
- **Orientación: Como parte de** la vía asistencial, las enfermeras orientan a los pacientes, dirigiéndoles a

las personas adecuadas o ayudándoles a prepararse para la siguiente fase de sus cuidados.

- **Mediación:** Si un paciente tiene dudas sobre su tratamiento, la enfermera puede actuar como intermediaria entre él y el médico para aclarar puntos o adaptar el tratamiento si es necesario.

3. Un papel de actualización y adaptación :
La medicina evoluciona constantemente y, con ella, las mejores prácticas.

- **Formación continua:** Para ser un buen educador, los propios enfermeros necesitan una formación periódica. Se mantienen al corriente de los nuevos avances médicos, los nuevos tratamientos y las nuevas técnicas para poder transmitirlos a sus pacientes con mayor eficacia.
- **Consejos personalizados:** Cada paciente es único, y el enfermero adapta sus consejos en función de las necesidades, preocupaciones e historial de cada individuo.

Las enfermeras desempeñan un papel esencial como educadoras y asesoras. Su doble función les permite tender puentes entre la teoría médica y la realidad cotidiana de la vida de los pacientes. Al proporcionar conocimientos, un oído atento y una orientación personalizada, promueven una mejor comprensión, una mayor adherencia al tratamiento y, en última instancia, una mejor salud para sus pacientes.

Capítulo 15

TECNOLOGÍAS EMERGENTES EN UROLOGÍA

Innovaciones en el diagnóstico

La urología, como muchas otras especialidades médicas, se beneficia de constantes innovaciones que mejoran la precisión del diagnóstico, reducen el dolor y las molestias de los pacientes y aceleran los tiempos de recuperación. He aquí un resumen de los avances más significativos en el diagnóstico urológico:

1. Imagen médica avanzada :
   * **Resonancia magnética multiparamétrica:** Esta técnica proporciona una evaluación más precisa de las lesiones sospechosas, sobre todo en el diagnóstico del cáncer de próstata. Combina diferentes secuencias de RM para proporcionar una visión detallada del tejido.
   * **Tomosíntesis**: Evolución del escáner tradicional, esta tecnología genera imágenes en 3D de la zona objetivo, ofreciendo una mejor visualización de las estructuras urológicas.
2. Biomarcadores y pruebas genéticas :
   * **Pruebas de orina avanzadas:** Más allá de los análisis de orina estándar, ahora existen pruebas más sofisticadas que pueden detectar biomarcadores específicos de ciertas patologías urológicas.
   * **Secuenciación genómica:** La detección de mutaciones genéticas permite predecir el riesgo de ciertas enfermedades urológicas y ajustar el seguimiento y el tratamiento en consecuencia.
3. Mejora de la cistoscopia :
   * **Cistoscopia de fluorescencia:** Utiliza agentes específicos que hacen que los tumores de vejiga sean "fluorescentes" bajo una luz azul, lo que hace que las lesiones sean más visibles y mejora su detección.
   * **Cistoscopia virtual:** En lugar de introducir un cistoscopio en la vejiga, este método utiliza

escáneres de TC para crear imágenes en 3D del interior de la vejiga.

4. Biopsias guiadas :

- **Biopsias de fusión:** En el diagnóstico del cáncer de próstata, esta técnica combina imágenes de resonancia magnética y ecografía para guiar la biopsia con mayor precisión, dirigiéndose específicamente a las zonas sospechosas.

5. Técnicas innovadoras de ultrasonidos :

- **Ecografía elastográfica:** Este método evalúa la rigidez de los tejidos, lo que puede ayudar a diferenciar entre tejidos normales y tumores.

- **Ecografía Doppler en color**: evalúa el flujo sanguíneo, lo que resulta útil para examinar tumores y otras lesiones que puedan presentar características vasculares distintivas.

6. Inteligencia artificial (IA) y telemedicina :

- **Sistemas basados en la IA:** Estos sistemas pueden ayudar a analizar rápidamente grandes cantidades de datos, como imágenes médicas, para identificar anomalías.

- **Consultas a distancia:** La telemedicina permite evaluar, diagnosticar e incluso controlar a los pacientes sin necesidad de visitas físicas frecuentes.

Las innovaciones en el diagnóstico urológico están a la vanguardia de la atención médica moderna. Contribuyen no sólo a una mayor precisión en la identificación de la enfermedad, sino también a una mejor experiencia del paciente. Es esencial que los profesionales sanitarios especializados en urología se mantengan al día de estos avances para ofrecer la mejor atención posible a sus pacientes.

Nuevas técnicas quirúrgicas y procedimientos mínimamente invasivos

La urología, como disciplina médica, ha experimentado un enorme progreso en las últimas décadas, con una marcada tendencia hacia procedimientos menos invasivos. Estos métodos, más suaves para el paciente, prometen tiempos de recuperación más rápidos, menos dolor y cicatrices reducidas.

1. Cirugía asistida por robot :
   - **Sistema quirúrgico Da Vinci:** Probablemente la plataforma robótica más reconocida, permite a los cirujanos realizar operaciones con una precisión excepcional, al tiempo que se benefician de una visión tridimensional ampliada del campo operatorio. Se utiliza habitualmente para la prostatectomía, la nefrectomía y otros procedimientos urológicos.
2. Terapias ablativas :
   - **Ablación por radiofrecuencia (ARF):** Esta técnica utiliza ondas eléctricas para calentar y destruir el tejido tumoral, principalmente para tratar cánceres de riñón pequeños.
   - **Crioablación:** Utiliza temperaturas extremadamente bajas para congelar y destruir tumores, y también se emplea para tratar ciertos tumores renales.
3. Ureteroscopia flexible :
   - **Litotricia láser:** Mediante un ureteroscopio flexible, el cirujano puede alcanzar y tratar los cálculos renales con un láser, fragmentando los cálculos para permitir su extracción o eliminación natural.
4. Neuromodulación de las raíces sacras :
   - Este método trata ciertas formas de incontinencia urinaria enviando leves señales eléctricas a los nervios de la vejiga a través de un pequeño dispositivo implantado.

5. Cirugía endoscópica :
   - **RTUP (resección transuretral de la próstata):** Técnica endoscópica que extirpa la parte de la próstata que obstruye el flujo de orina. Una variante más reciente utiliza láser, denominada vaporización láser de la próstata.
   - **TURBT (resección transuretral de tumores de vejiga):** Para extirpar tumores de vejiga por vía endoscópica.
6. Cirugía laparoscópica :
   - Mediante pequeñas incisiones e instrumentos especiales, esta técnica se utiliza habitualmente para muchas operaciones, como la nefrectomía (extirpación del riñón) y la pieloplastia (reparación de la pelvis renal).
7. Inyectables :
   - **Toxina botulínica (Botox):** Inyectada en la vejiga, puede ayudar a tratar ciertos tipos de incontinencia urinaria.
   - **Agentes de relleno:** Utilizados para tratar la incontinencia urinaria de esfuerzo, actúan "hinchando" el tejido que rodea la uretra.

La cirugía mínimamente invasiva en urología está en constante evolución, ofreciendo opciones de tratamiento más seguras y eficaces para los pacientes. Al minimizar el traumatismo quirúrgico, estas técnicas suelen conducir a una recuperación más rápida, menos complicaciones y mejores resultados estéticos. Para los profesionales sanitarios, es crucial mantenerse al día de estas innovaciones para ofrecer las mejores opciones de atención a sus pacientes.

El impacto de la telemedicina en urología

La telemedicina, que engloba el uso de tecnologías digitales y de comunicación para prestar atención médica a distancia, ha empezado a remodelar muchos campos de la medicina, y la urología no es una excepción. A medida que la tecnología mejora y los pacientes se sienten más cómodos con la atención virtual, la urología está asistiendo a una revolución en su forma de interactuar con los pacientes y de prestarles asistencia.

1. Ampliación del acceso a la asistencia :
   * **Atención a distancia:** Los pacientes que viven en zonas remotas, que quizá no tengan fácil acceso a un urólogo, pueden ahora recibir consultas sin tener que recorrer largas distancias.
   * **Tiempos de espera reducidos: Las** citas virtuales pueden programarse a menudo con mayor rapidez que las consultas presenciales, lo que acelera los tiempos de espera.
2. Mejora del seguimiento de los pacientes :
   * **Monitorización a domicilio:** algunos dispositivos permiten medir y transmitir a distancia los datos urinarios o renales, lo que permite controlar a los pacientes en tiempo real.
   * **Comunicación más fácil:** la telemedicina ofrece canales de comunicación más fluidos, lo que permite a los pacientes hacer preguntas o expresar sus preocupaciones entre una cita y otra.
3. Reducción de costes :
   * **Reducción de los costes de transporte:** menos desplazamientos suponen menores costes asociados para los pacientes.
   * **Optimización de los recursos hospitalarios:** Al tratar determinados casos a distancia, los hospitales pueden reservar sus recursos para los casos que requieren absolutamente una presencia física.

4. Educación y formación :
- **Seminarios web y formación en línea:** los urólogos pueden seguir aprendiendo y actualizándose sobre los últimos avances sin tener que abandonar su consulta.
- **Consultas colaborativas: Los** profesionales pueden colaborar en tiempo real con especialistas de todo el mundo para debatir casos complejos.

5. Retos y preocupaciones :
- **Confidencialidad y seguridad: La** transmisión de datos médicos sensibles en línea suscita preocupación por la confidencialidad y la seguridad de los datos.
- **Limitaciones de la exploración física:** Ciertos aspectos de la urología requieren una exploración física en profundidad, que puede ser limitada o imposible de realizar a distancia.

6. Resultados y satisfacción de los pacientes :
- **Aceptación por parte de los pacientes:** Muchos han descubierto que la telemedicina en urología ofrece una mejor experiencia al paciente, gracias a su comodidad y accesibilidad.
- **Calidad de la atención:** Los estudios iniciales sugieren que la calidad de la atención prestada a través de la telemedicina es comparable a la de las consultas presenciales, aunque es necesario seguir investigando.

La llegada de la telemedicina ha supuesto una notable transformación en la prestación de cuidados urológicos. Aunque tiene muchos beneficios, es esencial navegar con cuidado para garantizar que la calidad de la atención siga estando en primer plano. A medida que la tecnología avance y los sistemas sanitarios se adapten, es probable que la telemedicina en urología siga desarrollándose, ofreciendo interesantes oportunidades para mejorar el acceso a la atención y la satisfacción de los pacientes.

Capítulo 16

LOS
RETOS
Y
PREMIOS

Desafíos emocionales y físicos de la profesión

Trabajar como enfermera de urología puede ser gratificante, ya que ofrece la oportunidad de aliviar y mejorar la calidad de vida de muchos pacientes. Sin embargo, como todas las profesiones médicas, no está exenta de desafíos emocionales y físicos.

1. Desafíos emocionales :
   - **Afrontar el sufrimiento:** Las enfermeras de urología tratan con frecuencia a pacientes que sufren dolor o que viven con patologías crónicas. Enfrentarse a este sufrimiento a diario puede pasar una elevada factura a la moral.
   - **El impacto de los diagnósticos:** Informar a un paciente de un diagnóstico grave, como el cáncer, puede ser emocionalmente angustioso.
   - **Fracasos del tratamiento: A** pesar de todos los esfuerzos, algunos tratamientos fracasan o no producen los resultados esperados, lo que puede ser decepcionante tanto para la enfermera como para el paciente.
   - **Decisiones al** final de la **vida:** la urología, como otras especialidades, puede implicar decisiones difíciles sobre los cuidados al final de la vida o el rechazo de un tratamiento.
   - **Gestionar las emociones de los pacientes:** Los pacientes pueden experimentar ansiedad, ira o frustración, y las enfermeras a menudo tienen que gestionar estas emociones mientras les prestan cuidados.
2. Desafíos físicos :
   - **Fatiga: Las** largas jornadas, los turnos nocturnos y el trabajo continuo pueden provocar fatiga crónica.

- **Riesgos de infección:** A pesar de las precauciones tomadas, trabajar en un entorno hospitalario siempre supone un riesgo de exposición a infecciones.
- **Posturas y movimientos repetitivos:** Ayudar a los pacientes a moverse, levantarse o tumbarse puede sobrecargar la espalda y las articulaciones, lo que puede provocar trastornos musculoesqueléticos.
- **Urgencias:** La naturaleza a veces impredecible de la urología significa que las enfermeras deben estar preparadas para reaccionar con rapidez ante situaciones de urgencia, que pueden ser física y emocionalmente exigentes.

3. Gestionar los retos :
- **Formación continua:** Las enfermeras pueden realizar cursos de formación para aprender técnicas de gestión del estrés o para mejorar sus habilidades técnicas.
- **Apoyo psicológico: Los** hospitales y clínicas pueden ofrecer servicios de apoyo psicológico para ayudar a las enfermeras a afrontar el estrés y el agotamiento.
- **Mantener un equilibrio entre trabajo y vida privada: Es** esencial que las enfermeras se tomen tiempo para sí mismas, para relajarse, divertirse y cuidar su bienestar físico.

Ser enfermera de urología, como en muchos otros campos de la medicina, es una profesión exigente, tanto emocional como físicamente. Reconocer y afrontar estos retos de frente es crucial para mantener el bienestar de la enfermera y garantizar la mejor calidad posible de cuidados a los pacientes.

Éxitos y momentos gratificantes

La profesión de enfermería urológica, al igual que otros campos de la medicina, tiene su parte de desafíos. Sin embargo, también ofrece innumerables momentos de éxito y gratitud que alegran los días oscuros y recuerdan a los profesionales por qué eligieron este camino.

1. Alivio para los pacientes :
   - **Mejora de la calidad de vida:** Ayudar a los pacientes a recuperar la función urinaria normal, tratar la incontinencia o aliviar el dolor crónico puede mejorar profundamente su calidad de vida diaria.
   - **Volver a la normalidad:** Ver a un paciente recuperarse de una operación, volver a sus actividades cotidianas y recobrar su independencia es un momento de pura alegría.
2. Comentarios positivos de los pacientes :
   - **Expresar gratitud: El** agradecimiento sincero de los pacientes y sus familias suele ser una fuente de emoción y un recordatorio del impacto directo del papel de la enfermera en el proceso de cuidados.
   - **Historias de éxito:** Cuando un paciente regresa, meses o años después del tratamiento, para compartir sus progresos y éxitos, es un recordatorio del papel duradero y significativo que desempeñan las enfermeras en la vida de las personas.
3. Trabajo en equipo :
   - **Sinergia de cuidados:** Trabajar en estrecha colaboración con urólogos, técnicos, auxiliares de cuidados y otros miembros del equipo médico y ver cómo esta colaboración se traduce en unos cuidados excepcionales es sumamente gratificante.
   - **Momentos de celebración: Ya sea** celebrando la recuperación de un paciente, un cumpleaños o incluso momentos festivos en equipo, estos momentos refuerzan el sentimiento de pertenencia y nos recuerdan las alegrías de la profesión.
4. El impacto de la formación continua :
   - **Compartir conocimientos:** Ver crecer y desarrollarse a colegas más jóvenes o con menos experiencia, a

través de la formación o el asesoramiento, puede ser un momento de orgullo.

- **Aplicar nuevas técnicas:** Aplicar con éxito una nueva técnica o tratamiento aprendido en la formación y ver resultados positivos en los pacientes es muy satisfactorio.

A pesar de las largas horas de trabajo, los retos emocionales y las situaciones estresantes, el papel de la enfermera de urología está salpicado de momentos de éxito y gratitud. Estos momentos nos recuerdan la importancia vital de la profesión y nos proporcionan una motivación constante para seguir esforzándonos por ofrecer los mejores cuidados posibles a cada paciente.

Consejos para equilibrio entre trabajo y vida privada

En el exigente mundo de la medicina, y de la urología en particular, es esencial que las enfermeras encuentren un equilibrio entre su vida profesional y personal. Este equilibrio es esencial no sólo para mantener su salud mental y física, sino también para proporcionar los mejores cuidados posibles a sus pacientes. He aquí algunos consejos sobre cómo lograr este equilibrio.

1. Establezca límites claros :
   - **Horas de trabajo:** Aunque la enfermería es a menudo sinónimo de largas jornadas, es esencial establecer límites claros sobre las horas de trabajo y los periodos de descanso.
   - **Disponibilidad fuera del trabajo:** Si es posible, evite llevarse trabajo a casa o estar constantemente disponible por teléfono o correo electrónico.

2. Cuidar de sí mismo :
- **Ejercicio físico:** El deporte es una forma excelente de aliviar el estrés. Encuentre una actividad que le guste y conviértala en una parte regular de su rutina.
- **Meditación y relajación:** Estas técnicas pueden ayudarle a controlar el estrés y a encontrar un momento de paz interior.
- **Dieta equilibrada:** Una buena nutrición es esencial para mantener la energía y la concentración.

3. Plan rompe :
- **Vacaciones y días libres: Es** esencial permitirse periodos de descanso para recargar las pilas.
- **Descansos diarios:** Hacer pequeños descansos durante el día puede ayudarle a relajarse y a volver a concentrarse.

4. Encontrar apoyo :
- **Grupos de debate:** Compartir experiencias y preocupaciones con colegas puede proporcionar perspectiva y apoyo.
- **Terapia:** Hablar con un profesional puede ayudar a controlar el estrés y las emociones.

5. Gestión eficaz de su tiempo :
- **Organización:** Utilice herramientas como agendas o aplicaciones para planificar y priorizar sus tareas.
- **Delegue:** No dude en delegar ciertas responsabilidades, ya sea en el trabajo o en casa, si es posible.

6. Perseguir pasiones fuera del trabajo :
- **Aficiones: Ya sea la** lectura, la pintura, la jardinería o cualquier otra afición, estas actividades pueden proporcionarle el respiro que tanto necesita del estrés cotidiano.
- **Pasar tiempo con la familia y los amigos:** Cultivar estas relaciones puede proporcionar un valioso apoyo emocional.

Aunque la enfermería urológica es una profesión exigente, es importante recordar que cuidarse no es un lujo, sino una necesidad. Al encontrar el equilibrio adecuado entre su vida profesional y personal, las enfermeras pueden asegurarse de seguir proporcionando cuidados de calidad al tiempo que preservan su propia salud y bienestar.

Capítulo 17

FORMACIÓN CONTINUA COMO ENFERMERA DE UROLOGÍA

Cursos de formación
y especializaciones complementarias

La urología es un campo vasto y en constante evolución. Los enfermeros que deseen perfeccionar sus conocimientos o especializarse en un subcampo concreto disponen de una serie de cursos de formación y especializaciones. La mejora de los conocimientos y las habilidades beneficia no sólo al enfermero, sino también a los pacientes a los que cuida, al proporcionarles unos cuidados más específicos y optimizados.

1. Formación continua :
   * **Mantenerse al día:** Instituciones médicas y asociaciones profesionales organizan periódicamente seminarios, seminarios web y talleres para mantenerle al día de las últimas técnicas, recomendaciones e investigaciones en urología.
   * **Formación en gestión:** Algunas enfermeras pueden desear pasar a ocupar puestos de gestión o coordinación. La formación en gestión, comunicación y organización puede ser útil.
2. Especializaciones en áreas específicas de la urología:
   * **Oncología urológica:** se centra en el tratamiento de los cánceres del tracto urinario.
   * **Neurourología:** Se centra en los trastornos neurológicos que afectan al sistema urinario.
   * **Urología pediátrica:** Especializada en el cuidado de niños con problemas urológicos.
   * **Andrología:** Especialización centrada en la salud reproductiva y sexual masculina.
   * **Reconstrucción urológica:** Se ocupa de la cirugía reconstructiva de las vías urinarias.

3. Técnicas específicas :
- **Ecografía urológica:** Formación en el uso de los ultrasonidos para diagnosticar y tratar afecciones urológicas.
- **Biorretroalimentación para los trastornos del** suelo pélvico: Una técnica utilizada para tratar la incontinencia y otros trastornos del suelo pélvico.

4. Habilidades interpersonales :
- **Comunicación médica:** formación centrada en la mejora de las habilidades de comunicación con los pacientes, las familias y el equipo médico.
- **Gestión del estrés:** Técnicas y métodos para gestionar el estrés cotidiano y evitar el agotamiento.

5. Investigación y desarrollo :
- **Epidemiología en urología:** Para los interesados en la investigación, la formación en epidemiología puede ser beneficiosa.
- **Metodología de la investigación clínica:** Para enfermeras que deseen participar en ensayos clínicos o estudios observacionales.

La formación continua es un pilar esencial en la carrera de cualquier profesional sanitario. Para los enfermeros de urología, la diversidad de cursos de formación y especializaciones disponibles les permite enriquecer su trayectoria profesional, profundizar en sus conocimientos y responder a las necesidades variadas y específicas de sus pacientes. Es una inversión que no sólo añade valor a su experiencia, sino que también mejora la calidad de los cuidados que prestan.

Mantenerse al día con los avances médicos

En el dinámico y cambiante mundo de la medicina, es esencial para cualquier profesional sanitario, incluida la enfermera de urología, mantenerse al día de los últimos descubrimientos, técnicas y avances médicos. Con el rápido avance de la tecnología, los cambios normativos y los nuevos enfoques terapéuticos, ¿cómo puede una enfermera mantenerse eficazmente a la vanguardia de su campo? He aquí algunas estrategias.

1. Suscripciones a revistas especializadas :
   - **Revue d'Urologie:** Es una de las principales fuentes de información sobre las últimas investigaciones, estudios de casos y recomendaciones en el campo de la urología.
   - **Revistas de enfermería:** Estas publicaciones ofrecen información sobre las mejores prácticas, las nuevas técnicas y los retos profesionales desde la perspectiva de la enfermería.
2. Conferencias y seminarios :
   - **Talleres prácticos:** Proporcionan formación práctica sobre nuevas técnicas o equipos.
   - **Conferencias médicas:** Son una oportunidad para escuchar a expertos en la materia hablar de las últimas investigaciones y avances.
   - **Trabajo en red:** Participar en estos actos también brinda la oportunidad de conocer e intercambiar ideas con sus homólogos, creando una red profesional rica y diversa.
3. Formación continua :
Muchas instituciones y universidades ofrecen cursos y programas de formación continua para los profesionales sanitarios que deseen actualizar sus conocimientos o conocer nuevas áreas.
4. Participación en grupos profesionales :
   - **Asociaciones profesionales: como la** Association Française d'Urologie, que ofrece recursos, formación y actualizaciones periódicas a sus miembros.
   - **Grupos de debate en línea:** Estos foros pueden ser una mina de información, con miembros que

comparten artículos, estudios y experiencias personales.

5. Utilización de recursos en línea :

- **Seminarios web:** Muchos expertos e instituciones ofrecen seminarios web en directo o grabados sobre diversos temas médicos.
- **Blogs médicos:** Algunos profesionales comparten sus conocimientos, investigaciones y opiniones a través de blogs o vlogs.
- **Aplicaciones médicas: Las** aplicaciones especializadas, a menudo actualizadas con las últimas investigaciones, pueden ser un recurso valioso.

6. Colaboración interdisciplinar :

Trabajar en estrecha colaboración con otras especialidades médicas le ofrece una perspectiva más amplia de la atención al paciente y le permite aprender nuevos enfoques o técnicas utilizados en otros campos.

Mantenerse al día en el campo de la medicina es a la vez un reto y una necesidad. Para las enfermeras de urología, esto significa mejorar constantemente la atención al paciente, adquirir mayor confianza en sus habilidades y disfrutar de una carrera profesional enriquecedora y satisfactoria. Al invertir tiempo y esfuerzo en mantenerse al día de los avances médicos, las enfermeras no sólo refuerzan sus propios conocimientos, sino que también contribuyen al desarrollo y la excelencia de toda la profesión de enfermería.

Participe en conferencias y talleres

La medicina es un campo en constante evolución y es crucial que los profesionales sanitarios, incluidos los enfermeros de urología, se mantengan al día de los últimos avances, investigaciones, técnicas y métodos. Una de las mejores formas de hacerlo es participando activamente en conferencias y talleres especializados.

1. ¿Por qué son esenciales las conferencias y los talleres?
   - **Actualizar sus conocimientos:** las conferencias suelen centrarse en las últimas investigaciones, técnicas quirúrgicas, innovaciones tecnológicas y tratamientos en el campo de la urología.
   - **Encuentros profesionales:** Estos eventos suelen reunir a expertos en la materia, ofreciendo una oportunidad única para intercambiar ideas, hacer preguntas y aprender directamente de los mejores.
   - **Fortalecer su red profesional: Los** talleres y las conferencias son un gran lugar para conocer a colegas, establecer colaboraciones y compartir experiencias.

2. ¿Cómo puede maximizar su participación?
   - **Preparación previa:** Antes del acto, conviene consultar el programa, identificar las sesiones de interés y, si es necesario, preparar preguntas para los ponentes.
   - **Participación activa:** Más allá de ser un simple oyente, las enfermeras se beneficiarían de participar activamente haciendo preguntas, tomando notas e interactuando con los demás participantes.
   - **Seguimiento posterior a la conferencia:** Es útil volver a revisar sus notas después de la conferencia, poner en práctica las nuevas habilidades que ha aprendido y ponerse en contacto con los profesionales que conoció en el evento.

3. Algunas recomendaciones prácticas :
   - **Elegir los eventos adecuados:** No todas las conferencias y talleres son iguales. Por ello, es esencial seleccionar los que mejor se adapten a sus necesidades e intereses profesionales.
   - **Aproveche los recursos digitales:** Muchas conferencias ofrecen ahora versiones digitales o

seminarios web, que pueden ser una alternativa o un complemento a la participación física.

- **Fijar objetivos:** Antes de cada acto, definir lo que quiere obtener de él puede ayudarle a centrar su atención y aprovechar al máximo su tiempo.

Participar en conferencias y talleres es algo más que una formalidad o una obligación profesional. Para las enfermeras de urología, es un enfoque proactivo, centrado en aprender, compartir y actualizar constantemente sus habilidades. También es una oportunidad para conocer a compañeros, ampliar su red profesional y contribuir, con su compromiso, a una excelente atención al paciente.

Redes profesionales y asociaciones de enfermería en urología

El mundo de la medicina es vasto, complejo y está en constante evolución. En un campo tan especializado como la urología, la colaboración y el intercambio de experiencias entre profesionales es esencial. Por ello, las redes profesionales y las asociaciones de enfermeras de urología son herramientas inestimables para las enfermeras que desean no sólo mejorar sus competencias, sino también ayudarse y apoyarse mutuamente en su práctica diaria.

1. La importancia de las redes profesionales :

- **Intercambios y aprendizaje continuo:** Las redes proporcionan una plataforma para debatir casos complejos, compartir experiencias clínicas y conocer los últimos avances en cuidados urológicos.
- **Apoyo profesional y personal:** Trabajar en un campo tan exigente a veces puede provocar agotamiento o sentimientos de aislamiento. Estas redes ofrecen un hombro de apoyo, un lugar donde compartir retos y éxitos y buscar consejo.

- **Oportunidades profesionales:** A través de estas redes, las enfermeras pueden informarse sobre nuevas oportunidades laborales, cursos de formación especializada y oportunidades de investigación.

2. La fuerza de las asociaciones de enfermeras de urología :

- **Representación y defensa:** las asociaciones actúan a menudo como portavoces, representando los intereses de las enfermeras de urología ante las instituciones médicas, las autoridades públicas y el público en general.

- **Formación y educación:** Muchas asociaciones organizan seminarios, conferencias y talleres para sus miembros, lo que garantiza un alto nivel de conocimientos.

- **Recursos y herramientas:** Las asociaciones pueden proporcionar a sus miembros valiosos recursos como guías de buenas prácticas, revistas especializadas y recomendaciones sobre protocolos de tratamiento.

3. Cómo maximizar la implicación :

- **Participación activa:** No se conforme con una afiliación pasiva. Participe en las reuniones, contribuya a los debates y, posiblemente, asuma funciones de liderazgo dentro de la organización.

- **Construir relaciones :** La verdadera fuerza de las redes y asociaciones reside en sus miembros. Por eso es vital forjar relaciones, compartir ideas con los compañeros y establecer colaboraciones duraderas.

- **Contribuya a la comunidad:** Compartir su experiencia, ofrecer cursos de formación o talleres, o escribir artículos para las publicaciones de la asociación pueden ser formas eficaces de contribuir a la comunidad a la vez que refuerza su propia reputación profesional.

Más que simples organizaciones, las redes y asociaciones profesionales de enfermeras de urología son comunidades dinámicas que fomentan el crecimiento profesional, el apoyo mutuo y el avance de la profesión. Al implicarse activamente, las enfermeras no sólo pueden beneficiarse personal y profesionalmente, sino también contribuir de forma significativa a la excelencia y la evolución de los cuidados de urología.

Capítulo 18

CONCLUSIÓN Y VISIÓN DE FUTURO

El papel cambiante de la enfermera en urología

La enfermera, considerada a menudo como la guardiana de la asistencia sanitaria, ha experimentado una notable transformación a lo largo de los años. En el campo de la urología, esta evolución es especialmente palpable, ya que refleja los avances médicos, las expectativas cambiantes de los pacientes y la evolución de los sistemas sanitarios. Echemos un vistazo más de cerca al papel cambiante de la enfermera de urología y cómo se ha adaptado para satisfacer las necesidades contemporáneas.

1. Desde sus orígenes hasta nuestros días :
   * **Los primeros días: Al principio**, el papel de la enfermera de urología se limitaba en gran medida a administrar cuidados básicos, controlar a los pacientes y ayudar a los médicos durante las operaciones.
   * **Ampliación del papel clínico: Con el** tiempo, las enfermeras empezaron a asumir responsabilidades más especializadas, como la cistoscopia, el tratamiento de la incontinencia y la rehabilitación perineal.
   * **Hacia una mayor autonomía: Hoy en día,** en muchos sistemas sanitarios, las enfermeras de urología han adquirido una mayor autonomía, realizando procedimientos avanzados, tomando decisiones clínicas independientes y, en algunos casos, incluso teniendo sus propias consultas.
2. El papel ampliado de la enfermera :
   * **Educadora y asesora:** Más allá de los cuidados directos, las enfermeras se han convertido en educadoras de los pacientes, proporcionándoles información crucial sobre su patología, las opciones de tratamiento y la prevención.

- **Investigación y liderazgo:** Las enfermeras participan cada vez más en la investigación clínica, contribuyendo al avance de la especialidad. Muchas enfermeras de urología también ocupan puestos de liderazgo, influyendo en la dirección y la política de los servicios de urología.
- **Colaboración interdisciplinar: La** enfermera de hoy trabaja en estrecha colaboración con un equipo multidisciplinar, que incluye urólogos, oncólogos, radiólogos y otros profesionales sanitarios, lo que garantiza una atención holística al paciente.

3. Retos y oportunidades de futuro :
- **Tecnología y telemedicina:** A medida que avanza la tecnología, las enfermeras deben adaptarse, integrando herramientas digitales en su práctica y ofreciendo cuidados a distancia.
- **Cuidados cada vez más complejos:** Con los avances en el diagnóstico y el tratamiento, los cuidados de los pacientes de urología son cada vez más complejos, lo que requiere una formación continua y una mayor especialización por parte de los enfermeros.
- **Defender los derechos de los pacientes: En un** mundo cada vez más centrado en el paciente, las enfermeras desempeñarán un papel crucial como defensoras de los derechos y las necesidades de los pacientes, garantizando unos cuidados éticos y centrados en el paciente.

El papel evolutivo de la enfermera de urología es testimonio del dinamismo y la adaptabilidad de la profesión de enfermería ante un panorama médico que cambia rápidamente. Este papel en evolución garantiza que las enfermeras sigan estando a la vanguardia de los cuidados urológicos, preparadas para afrontar los retos futuros al tiempo que garantizan los mejores cuidados posibles a los pacientes.

La tecnología y el futuro de la urología

El mundo de la medicina siempre ha estado a la vanguardia de la innovación tecnológica, y la urología no es una excepción. Esta especialidad ha experimentado profundas transformaciones gracias a los avances tecnológicos, anticipando un futuro prometedor. Esta panorámica muestra cómo la tecnología ya está dando forma a la urología contemporánea y qué nos depara el futuro.

1. El impacto actual de la tecnología en la urología :
   * **Cirugía robótica: Los** procedimientos asistidos por robot, en particular con el sistema da Vinci, han revolucionado la cirugía urológica, ofreciendo una precisión sin igual, incisiones minúsculas y una recuperación más rápida para los pacientes.
   * **Imagen avanzada: La** tecnología de la imagen, como la resonancia magnética multiparamétrica, ha mejorado el diagnóstico y la gestión de muchas patologías urológicas, incluido el cáncer de próstata.
   * **Tratamientos guiados por la tecnología:** Terapias como la litotricia por ondas de choque para los cálculos renales o la termoterapia para la hiperplasia benigna de próstata son ejemplos de cómo la tecnología puede ofrecer alternativas menos invasivas a la cirugía tradicional.
2. Innovaciones en el horizonte :
   * **Realidad aumentada y virtual:** Estas herramientas tienen el potencial de transformar la formación médica, permitiendo a urólogos y enfermeros entrenarse en un entorno virtual antes de tratar a pacientes reales.
   * **Inteligencia artificial:** Con su potencial para analizar miles de datos rápidamente, la IA podría ayudar en el diagnóstico precoz de enfermedades, la predicción de recidivas o la personalización de tratamientos.

- **Tecnología de impresión en 3D:** El futuro podría ver órganos o partes de órganos impresos en 3D, especialmente adaptados a cada paciente, cambiando las reglas del juego para los trasplantes de riñón o la reconstrucción urológica.

3. Implicaciones éticas y sociales :

Cada avance tecnológico plantea cuestiones éticas. ¿Quién tendrá acceso a estas costosas tecnologías? ¿Cómo podemos garantizar que los algoritmos de la IA no estén sesgados? ¿Cómo proteger la confidencialidad de los datos en un mundo cada vez más conectado? Son preguntas que el sector de la urología, como el resto del mundo médico, tendrá que abordar.

La tecnología ofrece a la urología oportunidades apasionantes para mejorar la atención al paciente. Sin embargo, estos avances conllevan nuevas responsabilidades. Los profesionales de la urología no sólo tendrán que dominar estas nuevas tecnologías, sino también comprender sus implicaciones éticas, garantizando que los avances beneficien a todos los pacientes por igual.

La importancia de la empatía y humanidad en la práctica

La medicina es un campo que, a pesar de sus avances tecnológicos y su base científica, sigue siendo fundamentalmente humano. En el corazón de esta disciplina se encuentra el paciente, un individuo con sus propias preocupaciones, temores e historia. En urología, como en todas las especialidades médicas, la importancia de la empatía y la humanidad es crucial para proporcionar una atención holística realmente eficaz.

1. La empatía como puente entre la ciencia y la humanidad :

- **Comprender al paciente:** Aunque los síntomas pueden ser comunes, la experiencia de cada paciente con su enfermedad es única. La empatía nos permite comprender esta experiencia individual, ajustar el tratamiento y garantizar una atención personalizada.
- **Fomentar la comunicación:** Un paciente que siente que su cuidador es empático estará más dispuesto a hablar abiertamente de sus síntomas, preocupaciones y expectativas. Esto mejora el diagnóstico, el seguimiento y la satisfacción del paciente.

2. La humanidad en un mundo de máquinas :

- **La tecnología no sustituye al toque humano:** incluso con el desarrollo de los robots quirúrgicos y la inteligencia artificial, el confort de una mano tranquilizadora, una sonrisa o una voz tranquilizadora sigue siendo insustituible.
- **Recuerde a la persona que hay detrás del paciente:** Detrás de cada diagnóstico, hay una persona con sueños, esperanzas y seres queridos. El enfoque humano reconoce al paciente como un ser multidimensional.

3. Beneficios para los cuidadores :

- **Prevenir el agotamiento:** La empatía puede parecer emocionalmente costosa, pero también es una fuente de satisfacción profesional y personal, que refuerza el vínculo entre el cuidador y su vocación.
- **Mejores relaciones interprofesionales:** Una práctica impregnada de humanidad y empatía también fomenta una mejor comunicación y colaboración entre los profesionales sanitarios.

La empatía y la humanidad son mucho más que cualidades deseables en un profesional sanitario; son fundamentales. En un campo en el que los avances tecnológicos son rápidos, la urología, al igual que otras especialidades médicas, debe mantener la humanidad en el centro de su práctica. En última instancia, es esta combinación de conocimientos médicos y compasión humana lo que marca la diferencia en la vida de los pacientes.

Glosario términos médicos en urología

- **Anuria:** Ausencia total de producción de orina por los riñones.
- **HBP (Hiperplasia Prostática Benigna):** Agrandamiento no canceroso de la glándula prostática, a menudo responsable de la obstrucción del flujo urinario.
- **Cistitis:** Inflamación de la vejiga, generalmente debida a una infección.
- **Cistoscopia:** procedimiento médico para examinar el interior de la vejiga y la uretra mediante un cistoscopio.
- **Disuria:** Dificultad o dolor al orinar.
- **Hematuria:** presencia de sangre en la orina.
- **Incontinencia urinaria:** Incapacidad para controlar la micción, lo que provoca pérdidas involuntarias de orina.
- **Litiasis urinaria:** formación de cálculos en las vías urinarias.
- **Nefrectomía:** extirpación quirúrgica de un riñón.
- **Nefritis:** Inflamación del riñón, a menudo causada por una infección, una enfermedad autoinmune o una toxina.
- **Nefrolitiasis:** Presencia de cálculos renales.
- **Prolapso de vejiga:** Descenso o herniación de la vejiga hacia la vagina.
- **Prostatitis:** Inflamación de la próstata, generalmente debida a una infección.
- **Pielonefritis:** infección renal causada generalmente por bacterias que ascienden desde la vejiga hasta los riñones.
- **Retención urinaria:** Incapacidad para vaciar completamente la vejiga.
- **Estenosis uretral:** estrechamiento anormal de la uretra.

- **RTUP (Resección transuretral de la próstata):** Procedimiento quirúrgico para tratar la hiperplasia benigna de próstata.
- **Uretritis:** Inflamación de la uretra, a menudo causada por una infección.
- **Urografía:** radiografía de los riñones, los uréteres y la vejiga tras la inyección de un medio de contraste.
- **Vejiga neurógena:** Disfunción de la vejiga debida a una lesión nerviosa.

Tenga en cuenta que este glosario no es exhaustivo. En urología, como en otros campos de la medicina, siguen apareciendo nuevos términos y técnicas a medida que avanza la ciencia. Es esencial que los profesionales sanitarios se mantengan informados y actualizados para ofrecer la mejor atención posible a sus pacientes.

Recursos y referencias
para profundizar en sus conocimientos

Los siguientes recursos ofrecen una gran cantidad de información para cualquiera que desee saber más sobre urología. Tanto si es un profesional de la medicina, un estudiante o simplemente un curioso, estos libros, revistas, sitios web y organizaciones profesionales son esenciales para mantenerse al día de los últimos avances en urología.

Libros :
- *Urología Campbell-Walsh*: Referencia principal en urología, este manual se actualiza con frecuencia con las últimas investigaciones y técnicas.
- *Urología general de Smith & Tanagho*: Otro clásico de la literatura urológica, apreciado por su claridad y enfoque práctico.

Revistas académicas :

3. *The Journal of Urology*: Publicación de la Asociación Americana de Urología, es una de las revistas más respetadas en este campo.
- *Urología europea*: Publicada por la Asociación Europea de Urología, esta revista contiene artículos sobre las últimas investigaciones y avances en urología en Europa.

Páginas web :

5. **Urology Care Foundation**: La página web oficial de la fundación educativa de la Asociación Urológica Americana ofrece información actualizada y recursos para profesionales y el público en general.
- **Medscape Urology:** Una sección dedicada de Medscape que ofrece noticias, artículos y conferencias relacionadas con la urología.

Organizaciones profesionales :

7. **Asociación Americana de Urología (AUA)**: Organización líder en urología que ofrece recursos, formación y conferencias.

- **Asociación Europea de Urología (EAU)**: Similar a la AUA, pero centrada en la urología en Europa.
- **Sociedad Internacional de Urología (ISU)**: Organización mundial dedicada al avance de la urología.

Cursos y formación :

10. **Cursos de urología en Coursera y Udemy**: Estas plataformas de aprendizaje en línea ofrecen a menudo cursos dedicados a la urología, dirigidos por expertos en la materia.

- **Seminarios web y conferencias en línea**: Muchas asociaciones, como la AUA, ofrecen regularmente seminarios web y conferencias en línea para seguir formando a los profesionales.

Conferencias y talleres :

12. **Reunión anual de la AUA:** Un acontecimiento anual en el que urólogos de todo el mundo se reúnen para compartir conocimientos, investigaciones y técnicas.

- **Congreso de la EAU**: Similar al de la AUA, pero centrado en Europa.

Para profesionales, estudiantes y cualquier persona interesada en la urología en el mundo francófono, he aquí una selección de recursos y referencias relevantes que pueden ayudarle a ampliar sus conocimientos:

Libros :

- *Traité d'urologie*: Una obra de referencia completa e imprescindible para todos los profesionales de la urología en el mundo francófono.
- *Urología cotidiana*: Guía práctica para clínicos que tratan patologías urológicas comunes.

Revistas académicas :

3. **Progrès en Urologie:** La principal revista de urología en lengua francesa que cubre todos los avances e investigaciones en este campo.

- **Annales d'Urologie:** Otra importante revista que cubre diversos aspectos de la urología.

Páginas web :

5. **Asociación Francesa de Urología (AFU):** Es la organización de referencia de la urología en Francia. Proporciona información, directrices y recursos para los profesionales.

- **Urofrance:** El portal de la AFU, un rico repositorio de artículos, recomendaciones y noticias para urólogos francófonos.

Organizaciones profesionales :

7. **Société Internationale Francophone d'Urologie (SIFU): Su** objetivo es reunir a urólogos francófonos de todo el mundo para intercambiar ideas y trabajar juntos.

- **Asociación Belga de Urología (BAU):** Aunque principalmente belga, esta organización también publica contenidos en francés, dada la región francófona de Bélgica.

Cursos y formación :

9. **Cursos avanzados de la** AFU: Formación en profundidad sobre temas específicos de urología ofrecidos por la AFU.

- **Plataformas de e-learning:** varias plataformas, como MeduProfenligne, ofrecen módulos dedicados a la urología en francés.

Conferencias y talleres :

11. **Congreso anual de la AFU:** Un importante acontecimiento para los urólogos francófonos, en el que se presentan los últimos avances en investigación, práctica y tecnología.

- **Rencontres de la SIFU:** Estos encuentros reúnen a urólogos del mundo francófono para intercambios y formación.

Para un profesional o estudiante de urología, estos recursos y referencias tienen un valor incalculable. Ofrecen la oportunidad no sólo de profundizar en los propios conocimientos, sino también de conectar con la comunidad mundial de la urología, aprender de los mejores en este campo y contribuir al avance de esta especialidad médica esencial.

Listas de control
para procedimientos rutinarios

El uso de listas de comprobación durante los procedimientos médicos es esencial para garantizar la seguridad del paciente, la atención estandarizada y el cumplimiento de los protocolos establecidos. He aquí algunas listas de comprobación para procedimientos comunes en urología:

- Cistoscopia
  - Preparar al paciente: proporcionarle información sobre el procedimiento, obtener su consentimiento, comprobar si es alérgico.
  - Preparación del equipo: cistoscopio, solución salina, anestésico tópico.
  - Instalación del paciente.
  - Desinfección de la zona genital.
  - Inserción y manipulación correctas del cistoscopio.
  - Inspección completa de la vejiga.
  - Extracción segura del cistoscopio.
  - Cuidados posteriores y seguimiento.
- Colocación de una sonda urinaria
  - Verificación de la identidad del paciente.
  - Explicación del procedimiento al paciente.
  - Preparación del equipo: catéter, lubricante, anestésico tópico, bolsa de recogida.
  - Colocación del paciente.
  - Desinfección de la zona genital.
  - Inserción atraumática del catéter.
  - Confirmación del posicionamiento (retorno de la orina).
  - Fijación del catéter.
  - Conexión a la bolsa de recogida.
- Biopsia de próstata
  - Consentimiento informado del paciente.

- Preparación del equipo: sonda de ultrasonidos, agujas de biopsia.
- Administración de antibióticos profilácticos.
- Colocación del paciente.
- Introducir la sonda y localizar la zona de interés.
- Toma de muestras.
- Gestión de cualquier hemorragia.
- Instrucciones posteriores al procedimiento para el paciente.
- Litotricia extracorpórea (LEC)
  - Confirmación del diagnóstico (cálculos renales).
  - Compruebe que no existen contraindicaciones (embarazo, trastornos de la coagulación).
  - Preparación del equipo: litotriptor, ultrasonidos/fluoroscopia.
  - Colocación e inmovilización del paciente.
  - Localización precisa de la piedra.
  - Aplicación de ondas de choque.
  - Seguimiento de la respuesta del paciente.
  - Seguimiento e instrucciones posteriores al procedimiento.
- Cirugía urológica (por ejemplo, nefrectomía)
  - Consentimiento informado.
  - Preoperatorio: análisis de sangre, evaluación anestésica.
  - Preparación quirúrgica: asepsia, vendajes, equipamiento.
  - Realizar intervenciones quirúrgicas utilizando técnicas seguras.
  - Cierre y cuidado de heridas.
  - Seguimiento postoperatorio: constantes vitales, dolor, complicaciones.

Estas listas de comprobación son sólo esquemas generales y cada centro o clínica tendrá probablemente sus propios protocolos y listas de comprobación específicos. Sirven para garantizar que cada paso se sigue de forma coherente, reduciendo el riesgo de errores u omisiones.

Recursos para la formación continua y especialización en urología

La formación continua es esencial para cualquier profesional sanitario que desee mantener y mejorar sus competencias, estar al día de los avances médicos y garantizar unos cuidados óptimos a sus pacientes. Para los enfermeros de urología, he aquí una lista de recursos para la formación continua y la especialización:

* Organismos y asociaciones profesionales :
    * *Asociación Francesa de Urología (AFU):* ofrece cursos de formación, talleres y conferencias para profesionales de la urología.
    * *Sociedad Internacional de Urología (ISU)*: un recurso global para la formación en urología, congresos y seminarios web.
* Cursos en línea y seminarios web :
    * Plataformas como *Coursera, Udemy y FutureLearn* pueden ofrecer cursos específicos de urología.
    * Muchos hospitales universitarios e instituciones ofrecen seminarios web gratuitos o de pago para profesionales.
* Programas de especialización y formación avanzada :
    * Infórmese sobre las universidades y escuelas de enfermería que ofrecen programas de máster o especialización en cuidados urológicos.
    * *Escuela Europea de Urología (ESU)*: ofrece formación avanzada y programas para profesionales de la urología.
* Talleres y talleres prácticos :
    * Los fabricantes de equipos urológicos pueden ofrecer formación en el uso y mantenimiento de sus equipos.

- En conferencias o ferias pueden organizarse talleres sobre temas como el manejo de catéteres, la litotricia o las nuevas técnicas quirúrgicas.
- Literatura médica :
  - Suscríbase a revistas especializadas como *Urology Journal* o *Journal of Urology*.
  - Se pueden utilizar bases de datos como *PubMed* para rastrear las últimas investigaciones en urología.
- Participación en conferencias:
  - Las conferencias y congresos, como la *Reunión Anual de la AFU* o el *Congreso de la Asociación Americana de Urología (AUA)*, son lugares excelentes para aprender, establecer contactos y descubrir las últimas innovaciones.
- Centros de simulación :
  - Algunos centros de formación ofrecen simulaciones de procedimientos urológicos en un entorno seguro, lo que permite a los enfermeros perfeccionar sus habilidades.
- Recursos locales y regionales :
  - Las asociaciones regionales o locales de enfermería urológica pueden ofrecer cursos de formación, talleres y reuniones para el desarrollo profesional continuo.

Por último, la clave de la formación continua es la motivación personal. Mantenga la curiosidad, el compromiso y busque siempre formas de mejorar para ofrecer la mejor atención posible a sus pacientes.

Asociaciones profesionales
y redes de enfermería urológica

Trabajar en urología, como en cualquier otro campo de la medicina, es un compromiso profesional que requiere no sólo unos conocimientos sólidos sino también una sólida red de colegas para intercambiar las mejores prácticas, mantenerse al día de los últimos avances y encontrar apoyo ante los retos de la profesión. Para los enfermeros especializados en urología, unirse a una asociación o red profesional puede ser un paso crucial en su carrera profesional.

*   Asociación Francesa de Urología (AFU) :
    *   Aunque se dirige principalmente a los urólogos, la AFU también incluye a los enfermeros. La asociación ofrece cursos de formación específicos, talleres y conferencias para el personal de enfermería de urología.
*   Asociación Europea de Enfermería Urológica (EAUN) :
    *   Fundada bajo los auspicios de la Asociación Europea de Urología (EAU), la EAUN se dedica a los enfermeros especializados en urología. Ofrece formación, publica y organiza conferencias anuales.
*   Sociedad Internacional de Urología (ISU) :
    *   La SIU es una organización internacional que acoge tanto a enfermeras como a urólogos. Ofrece una serie de recursos, conferencias y cursos de formación.
*   Redes locales y regionales :
    *   Dependiendo de la región o el país, pueden existir asociaciones o redes locales de enfermeras especializadas en urología. Estas asociaciones pueden ser una valiosa fuente de información y apoyo, sobre todo para los

aspectos más locales o culturales de la práctica.

- Plataformas en línea :
  - Se pueden crear foros y grupos en redes sociales como LinkedIn o Facebook por y para las enfermeras de urología. Estos espacios ofrecen oportunidades para debatir cuestiones específicas, plantear preguntas a la comunidad o compartir recursos.
- Colaboración con organizaciones de formación:
  - Algunas organizaciones o escuelas de enfermería pueden tener secciones dedicadas a la urología u ofrecer formación de posgrado en urología. Al colaborar con estos organismos, los enfermeros pueden mejorar sus competencias y ampliar su red de contactos.
- Participación en eventos:
  - Las conferencias, talleres y seminarios son oportunidades ideales para conocer a otros profesionales del sector, intercambiar tarjetas de visita y ampliar su red profesional.

Afiliarse a una asociación o a una red es un paso proactivo que puede abrirle muchas puertas, tanto profesional como personalmente. Estas afiliaciones ofrecen la oportunidad de mantenerse al día de las mejores prácticas, descubrir innovaciones en el campo y, sobre todo, pertenecer a una comunidad que comparte los mismos retos y ambiciones.